ТИХОПЛАВ ВИТАЛИЙ ЮРЬЕВИЧ
ТИХОПЛАВ ТАТЬЯНА СЕРАФИМОВНА

ФИЗИКА ВЕРЫ

Jelezky Publishing, Hamburg 2013

Jelezky Publishing, Hamburg
www.jelezky-publishing.eu

Тихоплав Виталий Юрьевич
Тихоплав Татьяна Серафимовна

ФИЗИКА ВЕРЫ

Издатель SVET UG, Гамбург, Германия 2013.- 198 с.
www.svet-centre.com
Тираж: 500 экз.
©2013 SVET UG

Все права защищены. Никакая часть данной книги не может быть воспроизведена в какой бы то ни было форме без письменного разрешения владельца авторских прав.

Данная книга не является учебником по медицине, все рекомендации, приведенные в ней, использовать только после согласования с лечащим врачом.

Подписано в печать 23.09.2013
www.svet-centre.com, info@svet-centre.com

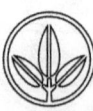

ISBN: 978-3-943110-57-9 ©Тихоплав Виталий Юрьевич, 1999
©Тихоплав Татьяна Серафимовна, 1999

Дорогие друзья!

Вы держите в руках первую книгу Татьяны и Виталия Тихоплав, изданную на немецком языке.

Первая наша книга «Физика веры» была опубликована в России в далеком 2001 году. Это было не просто. Девять издательств отказали нам в издании; три года ушло на поиск издателя, решившегося опубликовать книгу на столь необычную для того времени тему, о чем говорит само название книги.

С тех пор многое изменилось.

К настоящему времени нами написано и издано 23 книги по научно-эзотерическим основам Мироздания общим тиражом более 5 миллионов экземпляров, а «Физика веры» выдержала 12 переизданий. Наши книги издавались на многих языках стран Восточной Европы – болгарском, чешском, латышском, словацком. И вот теперь вы держите в руках первую нашу книгу, изданную на немецком языке.

Приносими свою самую искреннюю благодарность издательству «Jelezky Publishing UG» и лично его руководителю Сергею Елецкому, за то, что это стало возможным.

С уважением и благодарностью авторы!

Дорогие друзья!

Все наши книги, статьи, лекции и много-много другой интересной информации вы можете найти на нашем сайте «Научная эзотерика» (www.tihoplav.com).

К сожалению, пока нет полноценного сайта на немецком языке, однако некоторые материалы переведены, а для чтения книг и статей вы можете воспользоваться системой автоматического перевода.

С лета 2012 года, на нашем сайте «Научная эзотерика» открыта интернет-приемная нашего друга и человека с необычными способностями Юрия Кретова.

Пишите нам (на вашем родном языке) в интернет-приемную Юрия Кретова - kretov-vita@mail.ru.

Если у Вас есть интересная информация и Вы готовы ей поделиться - пишите нам, авторам - tihoplav-vita@yandex.ru.

Мы надеемся, что наши книги вам понравятся, и пусть каждый из вас возьмет себе то, что сочтет полезным для себя, отбросив все остальное прочь.

Один корабль плывет на восток, другой – на запад под ударами одного и того же ветра, ибо положение парусов, а не ветер, определяют направление, в котором они идут.

С уважением и любовью,
Доктор технических наук Тихоплав Виталий
кандидат технических наук Тихоплав Татьяна
Санкт-Петербург, Россия   декабрь 2012 года.

ОГЛАВЛЕНИЕ

Слово к читателю.. 6
От авторов.. 7
Предисловие.. 10

ГЛАВА 1. ПРИНЯТИЕ ТВОРЦА НАУКОЙ

1.1. Наука и религия... 15
1.2. Новая научная парадигма..................................... 28
1.3. Наука и Тонкий Мир.. 32
1.4. Всемирный русский народный собор............................ 39

ГЛАВА 2. НАУЧНЫЕ АСПЕКТЫ ТАЙН МИРОЗДАНИЯ

2.1. Научная концепция физического вакуума....................... 48
   2.1.1. Превратности эфира.................................... 49
   2.1.2. Опыт Физо... 53
   2.1.3. Опыт Майкельсона...................................... 56
   2.1.4. Изгнание эфира.. 57
   2.1.5. Немного о теории относительности...................... 60
   2.1.6. О квантовой механике.................................. 65
   2.1.7. Море Дирака... 72
   2.1.8. Физический вакуум..................................... 77
2.2. Торсионные поля... 97
   2.2.1. Свойства торсионных полей............................. 98
   2.2.2. Практическое использование торсионных технологий..... 103

ГЛАВА 3. ИНФОРМАЦИЯ, СОЗНАНИЕ, ЧЕЛОВЕК

3.1. Об информации... 111
3.2. О сознании.. 117
3.3. Человек и торсионные поля................................. 124
3.4. Сенсационные факты.. 132
3.5. Научная версия сотворения мира............................ 147
3.6. Тонкий Мир — реальность!.................................. 171
Дорога к Храму... 187
Литература... 191

СЛОВО К ЧИТАТЕЛЮ

Уважаемый читатель! Предлагаемая вам книга «Физика веры» представляется мне чрезвычайной редкостью.

Авторы книги — я уверен — относятся к числу внимательных наблюдателей и вдумчивых ученых, которые посвятили свой труд делу исключительной важности — просвещению людей в духе высокой нравственности и научного постижения истины.

В книге легко, просто и интересно рассказано о реальных парапсихологических и паранормальных фактах, о мудрых мыслях выдающихся людей, сумевших заглянуть за черту в тонкий духовный Мир. В книге убедительно рассказано о взаимосвязи науки и религии, о необходимости слияния которых в единое развивающееся знание во весь голос говорят представители мировой науки и религиозные деятели.

Книга доступно повествует о новейших выдающихся достижениях теоретической и практической физики — об открытии пятого фундаментального взаимодействия — информационного, о Физическом Вакууме и торсионных полях. Эти выдающиеся научные открытия позволили ученым понять сущность Тонкого Мира, объяснить природу Сознания, Мышления, Души и признать Абсолют.

Книга учит людей самому важному в их жизни: любить Жизнь, любить людей, любить и беречь Природу.

Внимательно читайте книгу «Физика веры». При чтении внимательно наблюдайте за своей реакцией. Уверен, что после прочтения этой интересной книги многое вам станет яснее и понятнее.

*Президент Санкт-Петербургской инженерной академии,
академик **А. И. Федотов***
Санкт-Петербург,
18 августа 1999 года

ОТ АВТОРОВ

На рубеже третьего тысячелетия над Россией повис злой рок. Прекрасная, вольная, просторная страна с васильковыми глазами оказалась под игом плотного темного поля негативной энергии, которое проявляет себя чуть ли не в ежедневных катастрофах техногенного характера, природных катаклизмах, в вооруженных конфликтах, в умышленно организованных взрывах и пожарах. Что это? Почему?

Несколько лет назад в телевизионной передаче «Момент истины» журналист А. Караулов в беседе с руководителем широко известной сегодня фирмы «Аэрофлот» спросил: «Вы считаете нормальным, что руководитель фирмы имеет огромные личные доходы, в то время как академик Д. С. Лихачев получает мизерную зарплату?» — и получил потрясающий ответ: «Значит, академик Лихачев сейчас не востребуется». Вот потому, что «академик Лихачев сейчас не востребуется», киллеры и убивают «востребованных» руководителей, взрывают дома и подземные переходы; вот потому и растет духовная и нравственная опустошенность общества. Чувство бессилия, депрессия и равнодушие одних, цинизм, жадность, злоба и рвачество других и создали то самое негативное энергетическое поле, которое душит сейчас Россию!

Это понимают очень многие ученые, религиозные деятели, нравственно высокоразвитые члены общества. И не только понимают, но и делают все возможное для спасения страны и человека. Мы все начинаем прозревать — медленно, мучительно, недоверчиво, робко. Путь духовного возрождения, нравственного очищения долог и труден. И каждый, кто может, должен внести свою лепту в это благородное дело.

Предлагаемая книга «Физика веры» призвана способствовать духовному и нравственному возрождению человека и общества.

© Тихоплав В. Ю., Тихоплав Т.С. 1999

Понимая, что, «сколько ни повторяй „халва, халва", во рту слаще не будет», авторы избрали, по-видимому, наиболее эффективный способ доведения информации до читателя: они используют доказанные и объясненные наукой факты, подтверждающие реальность Тонкого Мира, тонких тел человека, Души, Духа, физической основы сознания и мышления.

В первой главе книги «Принятие Творца наукой» интересно и убедительно говорится о слиянии науки и религии. Наука и религия — это два крыла, которые помогут России взлететь, но для этого необходимо, чтобы научные доказательства религиозных истин были бы как можно шире доведены до жителей страны.

И не случайно академик РАЕН А. Е. Акимов пишет: «Физика признает Сверхразум!», академик РАМН и РАН Н. П. Бехтерева говорит: «Бог есть!», а президент Российской Академии Наук академик Ю. Осипов открыто с высокой трибуны Всемирного Русского Народного Собора заявляет: «Ученые пришли к выводу о существовании Творца!»

Директор Центра физики вакуума, занимающегося исследованиями Тонкого Мира, академик РАЕН Г. И. Шипов говорит: «Я утверждаю: есть новая физическая теория, созданная в результате развития представлений А. Эйнштейна, в которой появился некий уровень реальности, синонимом которого в религии является Бог — некая реальность, обладающая всеми признаками Божества. Я утверждаю только это. Я не знаю, как это Божество устроено, но оно реально существует. Нашими методами Его познать, „изучить" невозможно. И потом, Наука не доказывает, а лишь указывает на существование Бога».

Как же важно каждому жителю нашей страны понять и прочувствовать это: все мы ходим под Богом! Религиозным утверждениям можно верить или не верить, но когда об этом заявляет наука, опирающаяся на теоретические и практические исследования и на неопровержимые факты, каждому стоит пересмотреть свои взгляды на жизнь и сделать переоценку своих ценностей.

Чтобы научные доказательства религиозных истин были понятны широкому кругу читателей, во второй главе книги «Научные аспекты тайн Мироздания» интересно и увлекательно излагаются основы физики, начиная от эфира Ньютона и кончая теорией физического вакуума Г. И. Шипова. Сложный материал уложен в единую простую и доступную для понимания систему, в которой исследования Ньютона, опыты Физо и Майкельсона, теория относительности Эйнштейна, квантовая механика, выдающиеся

© Тихоплав В. Ю., Тихоплав Т.С. 1999

работы Дирака и, наконец, уникальные исследования академика Г. И. Шипова и работы Института теоретической и прикладной физики неумолимо ведут читателя к постижению физики Тонкого Мира, познав которую, можно понять природу сознания, мышления, Единого Информационного Поля и Коллективного Разума. Стоит особо отметить, что вторая глава представляет собой прекрасный методический материал для изучения физики школьниками и студентами. Как досадный курьез, отметим, что выдающиеся научные разработки последнего десятилетия, кардинально меняющие наше мировоззрение, до сих пор отсутствуют в учебной литературе.

В третьей главе книги «Информация, сознание, человек» в увлекательной форме даются объяснения сложнейших понятий информации и сознания, рассматривается существование человека в торсионных полях, являющихся носителями информации, приводятся сенсационные научные факты, добытые преимущественно российскими учеными. Представляет интерес научная версия сотворения Мира, хорошо соответствующая представлениям профессора Э. Р. Мулдашева.

Книга «Физика веры» призвана помочь читателю в это трудное для России время обрести в себе тот внутренний духовный стержень, который позволит устоять перед любыми трудностями, пройти любые испытания. Правильное понимание действительности каждым из нас и чувство уверенности в будущем позволят России занять достойное положение в мире. Как пишет доктор философских наук Н. Н. Аверьянов:

«Мы поднимаемся с колен, но еще долог и труден путь нравственного очищения, нравственного совершенствования, ибо он не есть нечто оторванное от жизни человека, а составляет с ней единую жизненную суть».

ПРЕДИСЛОВИЕ

> Если Бога нет, жизнь можно считать абсурдной.
> Она не имеет ни смысла, ни ценности, ни цели.
>
> *У. Крейг*

Вечерело. Я шла по правой стороне Невского проспекта в сторону Адмиралтейства. Около Дома Книги мое внимание привлекла большая группа людей в сквере Казанского собора. Они что-то бурно обсуждали, подняв головы к небу и показывая на него руками. Я перешла улицу и подошла к ним.

— Смотрите, смотрите, это Бог! Это Бог! — кричали одни.

— Где? Где? Не вижу! Не вижу! — спрашивали другие.

Мое внимание привлекли молодая мама с маленькой девочкой. Дочь, дергая мать за руку, показывала ей на небо и говорила:

— Мама! Мама! Смотри! Ну вот же он!

А мать взволнованно крутила головой и со слезами в голосе говорила:

— Не вижу! Не вижу! Где? Где?

Я подняла голову и вдруг увидела в небе большое и доброе лицо. Оно смотрело на нас так, как, наверное, Гулливер смотрел на страну Лилипутию. Очень хорошо были видны глаза, нос и рот. Лоб и скулы как-то сливались с вечерним небом, чуть-чуть отличаясь оттенком. Огромная радость вдруг подступила к сердцу. В ушах звучал голос женщины, стоящей рядом: «Не вижу! Не вижу! Где? Где?» А из моего горла вырвался радостный крик: «А я вижу! Вижу!» И в этот момент я вдруг встретилась взглядом с Его большими, добрыми и почему-то карими глазами. Мысль о том, что Он заметил меня, наполнила меня таким огромным счастьем, что я... проснулась.

Это был сон. Он произвел на меня неизгладимое впечатление. Долгое время я находилась под влиянием этого сна, и однажды у меня возникла мысль: «Может, это не случайно? Может быть, я знаю и вижу или могу узнать и увидеть нечто такое, чего не знают и не видят многие, живущие рядом со мной люди?» Я, будучи ученым, стала собирать сведения о научных разработках, подтверждающих существование Бога, Тонкого Мира, тонких тел человека, бессмертие его души. Вместе с мужем, также ученым, мы несколько лет изучали имеющуюся литературу, приобретали книги, посещали библиотеки, разбирались в сухих и скупых сведениях о научных открытиях. Мы были потрясены: оказывается, наука уже так много сделала в этом направлении.

Однако большинство из нас и сегодня не знает, что теоретическая физика пришла к признанию Бога, сумела объяснить феномен человеческого сознания и феномены парапсихологии (такие, как телепатия, телекинез, левитация, телепортация и другие), подтвердила существование Тонкого Мира, тонких тел человека, психической энергии и самым серьезным образом ищет контакты с информационным полем Вселенной или с Сознанием Вселенной.

Все это стало возможным на основе новых научных концепций физического вакуума и торсионных полей. За последние десять лет были сделаны такие открытия, которые привели к смене парадигмы и коренным образом изменят и уже изменяют наше мировоззрение.

Сенсационные факты, потрясающие воображение, с одной стороны, и новые научные открытия, с другой, все больше и больше свидетельствуют о необходимости союза науки и религии. А ведь религия — это знания предыдущих цивилизаций, полученные ими в результате исследований, и, прежде всего, это знания о Боге и о душе. Но возможно ли в современном технократическом обществе добиться действительно искренней веры в существование души и Бога? В сказку современный человек вряд ли поверит. Современному человеку ближе научное обоснование любого утверждения. И сегодня наступило время осмыслить религиозные знания с позиций современной науки.

Научная концепция физического вакуума и теория торсионных полей оказались теми знаниями, которых недоставало для научного объяснения Тонкого Мира, Сознания и психофизических феноменов. До сих пор эти потрясающие научные открытия мало известны широкому читателю. Сведения о них публикуются, в основном, в специализированных журналах и брошюрах-препринтах с малым тиражом, причем, как правило, все материалы изложены почти исключительно языком математики и трудно доступны для понимания.

Учитывая социальную значимость последних научных открытий для жизни каждого человека, авторы книги поставили перед собой задачу: написать доступную широкому читателю книгу о том участке науки, который поможет ему ориентироваться в сложнейших вопросах бытия, сознания, Тонкого Мира, цели и смысла жизни, душевных переживаний.

Как иллюстрации к научным концепциям в книге приведены потрясающие материалы, полученные профессором Э. Мулдашевым во время трансгималайской экспедиции, а также некоторые другие сенсационные данные, зафиксированные наукой.

Глава 1

ПРИНЯТИЕ ТВОРЦА НАУКОЙ

1.1. НАУКА И РЕЛИГИЯ

> Наука без религии неполноценна, а религия без науки слепа.
>
> *А. Эйнштейн*

В 1992 году в Рио-де-Жанейро состоялась Конференция ООН по окружающей среде и развитию (ЮНСЕД), где были не только рассмотрены проблемы экономического роста, но по существу впервые в истории цивилизации подведены итоги хозяйственной деятельности человека на Земле. Они оказались плачевными [1, с. 2]. В документах Конференции в Рио было констатировано, что планету охватил глобальный экологический кризис. Окружающая природа оказалась под угрозой полной деградации, все более превращаясь в опасность, нависшую над всем мировым хозяйством. Социально-экологический кризис как дамоклов меч навис над цивилизацией.

Истоки глобальной экологической катастрофы очевидны и видны всем — это наша собственная хозяйственная деятельность, направленная на удовлетворение растущих материальных потребностей людей за счет все большего освоения природного материала.

Существующее положение вещей в значительной мере объясняется укоренившейся в нашем мировоззрении геоцентрической системой мира, сутью которой является формула: Земля — центр Мироздания, а человек — венец творения. Вся Природа создана Богом для человека и служит человеку. Слишком уж выгодно для нас, ставленников Бога на Земле, иметь столь сильное мировоззренческое превосходство. И чем больше росла мощь науки, тем больше это ложное представление эксплуатировалось для реализации эфемерных целей завоевания Природы, ее покорения и преобразования. Для сравнения: это то же самое, если бы микробы, которых в каждом из нас миллиарды, вздумали преобразовать индивидуального их носителя — человека.

Поскольку подобное мировоззрение абсолютно не соответствует реальным законам мироздания, возникает известная всем странная ситуация, при которой все как будто бы хотят сделать лучше, а в итоге получается только хуже.

Сегодня человечество стоит на пороге самоуничтожения от экологической катастрофы. Предельное загрязнение, охватившее атмосферу и океан, перекинулось в околоземный Космос, где летает уже бесчисленное количество технологического мусора. По прогнозам ученых, если не будет принято никаких кардинальных мер, через 20—30 лет человечество начнет быстро исчезать с лица планеты [63, с. 3].

На исходе тысячелетия можно сказать, что Homo sapiens, до зубов вооруженный знаниями, разграбил и промотал кладовые природы, отравив заодно собственную среду обитания.

Основной причиной, поставившей человечество на грань глобальной экологической катастрофы, является бездуховность нашей цивилизации. На состоявшихся в 1998 году в Москве Первых общественных слушаниях по Декларации прав Земли представитель общественного движения Т. Романова заявила следующее [1, с. 4]: «Главное сегодня — это осознание всем человеческим обществом, каждым человеком того, что наша бездуховная цивилизация направлена на удовлетворение безмерно растущих, в основном избыточных потребностей тела физического, что человечество утеряло цель своего развития и движения. Необходимо, чтобы целью каждого человека и общества стало преображение и духовное совершенствование во имя перехода человечества на новый виток эволюционного развития — от человека разумного к человеку духовному».

Эту позицию поддержали многие ученые, в том числе и профессор И. Н. Яницкий:

«Основы безуспешно решаемой до сих пор экологической проблемы заложены в нашей нравственности».

В развитии нравственности огромную роль может и должна сыграть религия.

8 декабря 1988 года в Москве и четырех американских городах — Нью-Йорке, Сан-Франциско, Бостоне и Детройте — был проведен опрос общественного мнения. Советские люди и американцы отвечали на одни и те же вопросы. В Москве исследования организовал Институт социологии АН СССР, а в американских городах — фирмы «МАРТТИЛА и КАЙЛИ» и «МАРКЕТ ОПИНИОН РИСЕРЧ». В каждом городе опросили тысячу человек старше 18 лет методом телефонного опроса. Номера абонентов выбирались ЭВМ случайным образом из общего списка абонентов города. Из ста вопросов анкеты три непосредственно относились к религии [2, с. 18].

Какое удручающее впечатление производят данные опроса в Москве. Да, семьдесят лет воинствующего атеизма сделали свое черное дело. Как ни прискорбно, но к этому приложилась и наука.

Вопросы и возможные ответы	Москва, %	Бостон, %	Детройт, %	Нью-Йорк, %	Сан-Франциско, %
1. Какую роль в вашей жизни играет религия?					
Очень важную	4	36	48	44	38
Довольно важную	9	37	37	30	26
Не очень важную	19	19	11	15	9
2. Верите ли вы в загробную жизнь?					
Да	7	68	79	63	67
Нет	82	20	17	25	20
3. Как вы относитесь к Богу?					
Уверен, что Он есть	10	83	90	82	78
Не знаю, есть ли Он	34	14	7	13	18
Уверен, что Бога нет	43	3	2	4	4

В древности научное и религиозное познания мира были едины. Это хорошо видно, например, в Изумрудной Скрижали Гермеса Трисмегиста и во многих других произведениях, уходящих корнями во тьму тысячелетий. Именно в религии и сопровождающей ее обрядовой жизни зародились, развились и превратились в самостоятельные виды деятельности практически все виды искусства, наука, философия, да и сама власть.

По мнению авторов книги, религия является великой наукой прошлых цивилизаций. Она была дана человечеству свыше через Пророков и Посвященных путем откровения и наития через медитацию и озарение. Религия несет знания о самом главном, самом важном: об устройстве Бытия, о возникновении Жизни, о душе, о смысле человеческой жизни на Земле. Но религия не могла помочь человеку обустроить быт, облегчить физический труд, получить более производительные орудия труда и т. д. Именно решением этих задач, ограниченных рамками земного бытия, и занялась наука, отделившаяся в свое время от религии. Бурные и очевидные успехи науки в «земных делах», ее попытки расширить свои рамки и заняться изучением глобальных вопросов Мироздания (правда, своими методами) вызвали определенное недовольство религиозной элиты, не желающей делить власть и славу с кем бы то ни было. Наступили темные времена средневековья, бурно расцвела инквизиция, запылали костры. Отношения науки с религией приняли антагонистический характер. Но общество все больше и больше нуждалось в развитии техники и технологии. Удовлетворяя ненасытные сиюминутные потребности людей, наука пережила средневековье и приблизительно с XVI века основными методами познания, в частности, в Европе, стали научные представления. Оправившись от оков средневековья, наука всю свою мощь и энергию направила на изучение материального мира с целью создания материальных благ. Религия постепенно отошла на задний план. Как писал в конце XIX века французский философ Шюре, «...религия отвечает на запросы сердца, отсюда ее магическая сила, наука — на запросы ума, отсюда ее непреодолимая мощь. Религия без доказательства и наука без веры стоят друг против друга недоверчиво и враждебно, бессильные победить друг друга» [3, с. 93].

Научное мировоззрение, бытовавшее до сегодняшнего времени, формировалось на базе представлений о производности сознания от материи, независимости материи от сознания, исключительной возможности рационального постижения Вселенной, а также на предположении о сводимости высших форм бытия к суммам, комбинациям низших элементов. Развитию такого взгляда способствовала технологическая форма цивилизации, в которой все, не относящееся к материальным потребностям, просто не имело значения.

Наука предполагает определенную форму исследования — экспериментальную, и это уже дает повод к материализму и рационализму. Слово «наука» в современном его понимании означает такую форму познания, которая обходится без предположения о существовании Бога как мистического потустороннего непознаваемого Первоначала. «Наука стала производительной силой, но перестала искать Истину. Безрадостный рационализм, пытаясь все формализовать, перевести на мертвый язык алгоритмов, сделал Истину малопривлекательной. История науки полна примеров того, как научное сообщество, требуя использования только „реальных" положений, в течение нескольких десятилетий отвергало по идейным соображениям многие фундаментальные понятия математики, физики, биологии как понятия, приводящие к теологии и к ненаблюдаемым формам реальности» [4, с. 3].

Люди часто и громко говорят о безграничных возможностях познания, о необозримых горизонтах, открывающихся перед наукой. На самом же деле все эти «безграничные возможности» ограничены пятью чувствами — зрением, слухом, обонянием, осязанием и вкусом, а также способностью рассуждать, сравнивать и делать выводы. Все научные методы, все аппараты, инструменты и приспособления суть не что иное, как улучшение и расширение «пяти чувств», а математика и всевозможные вычисления — это, в основном, расширение обычной способности сравнения, рассуждения и выводов.

Тем не менее, преимущественное развитие научных представлений породило в общественном сознании характерный «наукоцентризм», выражающийся в придании науке монополии на истину, даже сам термин «научность» стал синонимом «истинности». Поэтому все остальные мировоззрения рассматривались не независимо и параллельно научному, а предвзято — с определенных «научных» позиций.

Да, наука сегодня на высоте: химическая технология, микроэлектроника, строительная индустрия, аудиовизуальные системы, компьютеры фантастически усовершенствовали наш быт, увеличили комфорт, позволили создать прекрасные офисы, сделали возможным получение информации из любой точки земного шара и вместе с тем ухудшили экологию, разделили и духовно опустошили людей, развили до угрожающих размеров смертоносные виды вооружений, не дав никаких положительных целей существования. Перспективы дальнейшего прогресса прикладной науки поставили под угрозу существования само человечество. Поэтому понятие научно-технического прогресса в настоящее время все более воспринимается и трактуется как иллюзия, а достижения цивилизации ставятся под сомнение. Мы подошли к таким пределам, когда начинаем добывать опасные знания.

Когда американцы создавали свою атомную бомбу, они не знали, где остановится цепная реакция, не перекинется ли она на обыкновенное вещество, вызвав взрыв всей планеты. Но несмотря на чудовищную опасность, все-таки испытали «оружие устрашения». Что же, Земля не взорвалась. Но за любопытство атомщиков, подогреваемое амбициями политиков, человечество заплатило Хиросимой, Чернобылем и другими катастрофами. Где гарантия, что очередной эксперимент не вызовет рукотворный конец света? Увы, наука такую гарантию дать не может.

Бурное развитие бездуховной по своей сути науки подвело общество к опасной черте. Создание ядерного оружия привело к опасности уничтожения планеты, использование «мирной» атомной энергии ведет к мировой экологической катастрофе, развитие химических производств грозит отравлением животного и растительного миров, желание клонировать человека... О! Мы даже представить себе не можем обратную сторону этого «мощного» открытия.

«Я не верю, что можно ввести какой-то мораторий на определенное исследование в области генной инженерии, клонирования. Все это, конечно, будет нарушено в тайных лабораториях во имя обогащения, власти, славы, во имя многих и многих соблазнов» [5, с. 10].

Закономерен вопрос: зачем научно-технический прогресс в частности, если в целом он ведет к уничтожению человечества?

Единственное, что может спасти человечество от злоупотребления научно-техническим прогрессом — это нравственное чувство.

Недооценка значения нравственности уходит в историю тысячелетий. Причем связано это с тем, что первыми, кто позволил себе переступить через заповеди, были, за малым исключением, сильные мира сего — императоры, а то и фараоны. Считая себя ставленниками Бога на Земле, они позволяли себе практически все, что противоречило заповедям. За ними, опять-таки за редким исключением, шли главы церкви: известно, в частности, что позволяли себе папы средневековья.

И вот сегодня на первый план выступает именно нравственность человека.

В 1922 году на торжественном собрании в день 103-й годовщины Петербургского университета профессор Питирим Сорокин в напутственной речи студентам говорил [6, с. 54]: «Первое, что вы должны взять с собой в дорогу, — это знание, это чистую науку, обязательную для всех, кроме дураков, не лакействующую ни перед кем и не склоняющую покорно голову перед чем бы то ни было; науку, точную, как проверенный компас, безошибочно указывающую, где Истина и где заблуждение... Вашим девизом должен стать завет Карлейля: "Истина! Хотя бы небеса разверзли меня за неё! Ни малейшей фальши! Хотя бы за отступничество сулили все блаженства рая!"

Второе, что вы должны взять с собой, это любовь и волю к производительному труду — тяжелому, упорному, умственному и физическому.

Но этого мало. Нужно запастись вам еще и другими ценностями. В ряду их на первом месте стоит то, что я называю религиозным отношением к жизни.

Мир не только мастерская, но и величайший Храм, где всякое существо и прежде всего всякий человек — луч божественного, неприкосновенная святыня.

„Человек человеку друг", — вот что должно служить вашим девизом. Нарушение его, а тем более замена его противоположным заветом, заветом зверской борьбы, волчьей грызни друг с другом, заветом злобы, ненависти и насилия не проходило никогда даром ни для победителя, ни для побежденных».

Он как в воду смотрел. Сегодня в конце столетия академик РАН Н. Моисеев в статье «Философия выживания» [7, с. 18] пишет: «Я совершенно не исключаю возможности фатального исхода человеческой истории. Если люди не смогут преодолеть тех реликтов неандертализма, первобытной дикости, агрессивности, без которых человечество было бы неспособно выжить в предледниковые эпохи, то такой исход может наступить уже не в столь отдаленном будущем».

Итак, сегодня особую роль приобретает нравственность человека вообще и, в первую очередь, нравственность ученого. Это чрезвычайно тяжкая проблема для ученого: остановить свои исследования в какой-то момент, понимая, что ты преступаешь допустимое в процессе познания. К сожалению, азарт, ажиотаж, жажда славы сметают все нравственные запреты. Когда-то, после первых испытаний атомной бомбы, Энрико Ферми произнес: «Не надоедайте мне с вашими терзаниями совести! В конце концов — это превосходная физика!» [8, с. 5].

Пример этот чрезвычайно печальный и, к сожалению, распространенный. Но можно привести примеры и последнего времени. Скажем, исследования, связанные с дельфинами. Способность животных решили использовать в военных целях. Этологов, занимающихся поведением животных, подключили к некоторым стратегическим программам. Некоторые ученые отказались участвовать в этих программах — по нравственным убеждениям [8, с. 5].

Значительная часть ученых признает, что в вопросах нравственности обществу и науке, в частности, может помочь религия. Они понимают необходимость союза науки и религии.

История науки знает немало примеров, когда крупнейшие ученые мира в то же время были верующими людьми. Например, Ньютон, Планк, Максвелл, Фарадей, Эйнштейн и многие другие. Конечно, они являлись не церковно верующими, они имели свое представление о «высших» силах, господствующих над реальностью, по-своему мыслили об окружающей действительности, о душе, о смысле жизни. Так, например, академик Е. Велихов говорит [74]:

«Мне абсолютно ясно, что вся деятельность человека — не просто плесень на поверхности маленького земного шарика, что она в чем-то определяется свыше. Такое понимание и восприятие Бога у меня есть».

Многие естествоиспытатели и математики, начав свои искания людьми неверующими, каждый своим путем приходили в конце концов к вере. Ориентирами их деятельности становились широкие нравственные принципы, которые вырабатываются уже не в самой науке, а в других областях культуры и в значительной степени — в области религиозно-нравственного поиска. Именно союз науки и религии может помочь преодолеть экологический и нравственно-этический кризис, в котором оказалась современная цивилизация.

Отношение современной науки к религии основывается на глубоком уважении к вере и серьезной оценке места и роли религии в истории социума [91, с. 62].

Во-первых, религия возникла или вместе, или почти вместе с человеком, взяв на себя сложную и главную ношу — заботу о человеческой душе, и до сих пор лучше, чем кто-либо другой, несет этот свой крест.

Во-вторых, религия не только базирует свое вероучение на высоких моральных принципах, но более того, превращает эти принципы в моральные нормы общества, укореняет их в сознании и поведении людей.

В-третьих, религия и наука не антиподы, а разные формы познания, дополняющие друг друга. Как показала история, ни религия не выиграла, обвиняя науку в ереси и безбожии, ни последняя — считая религию заблуждением непросвещенных, а то и просто шарлатанством.

В-четвертых, учитывая, что никто, более церкви, не занимается проблемой воспитания, сохранения и возвышения человеческого духа, нужно максимально использовать этот опыт и знания в решении поднимаемой нами проблемы.

Однако не только и даже не столько необходимость в нравственном очищении заставила науку повернуться лицом к религии. Долгие и трудные научные поиски, основанные на экспериментальном получении данных и дедуктивном методе их осмысления, редко заканчивались успехом. Огромное количество «черных дыр» продолжало бы оставаться за бортом корабля науки, не получив должного объяснения, если бы не... помощь свыше.

Так, академик Международной Академии информации и Академии космонавтики Л. Мельников считает [62, с. 17]: «Практически все великие научные идеи и теории явились не в результате строгой рассудочной и критической деятельности людей, а, как правило, путем интуиции, озарения, а то и в порядке откровения свыше или видений, то есть извлечены из недр подсознания».

Академик РАН В. Фортов также признает весьма ценным тот метод познания истины, который с давних времен применяла христианская церковь. По его мнению, «углубленный научный поиск порою сходен с религиозными откровениями. Не раз ученые мгновенно получали ответы на вопросы, которые тщетно искали многие годы» [66, с. 11].

Если ученому приснилась формула (Фридрих Август Кекуле), или периодическая система элементов (Д. И. Менделеев), или структура атома (Нильс Бор), или в результате транса он увидел будущее человечества (Иоанн Богослов, Нострадамус), а в маниакальном состоянии создал этические законы (Лютер и Кальвин, Сованаролла) — то какая же это наука? Критическая мысль здесь вообще не работала: ведь сознание отключено!

Все чаще и чаще ученые высказывают мнение, что появление новых знаний невозможно объяснить, не предположив наличие какой-то Высшей силы, некоего Мирового Банка Данных, откуда черпаются эти знания. Английский физик-теоретик Роджер Пенроуз в 1991 году опубликовал книгу «Новое мышление императора», в которой «на основе теоремы Геделя и принципа дополнительности Бора строго показано, что без некой Высшей силы появление новых знаний, объясняющих устройство мира, невозможно» [11, с. 25]. Эти новые знания извлекаются из подсознания человека интуицией или озарением. По поводу интуиции физик-теоретик академик Г. И. Шипов пишет [108]: «Интуиция — это способность проникать через барьер между сознанием и подсознанием. Подсознание подключено ко Всеобщему Сознанию. Интуиция помогает установить связь с подсознанием и, тем самым, получить доступ к источнику знания».

Создавшаяся ситуация ставит на повестку дня тонкий вопрос о разуме и подсознании и их роли в процессе научного познания. Разум питается наукой, подсознание — мистикой, оккультизмом, эзотерическими знаниями.

Что же такое разум? Советский энциклопедический словарь толкует это понятие как ум, способность понимания и осмысления [51, с. 1110]. А вот что думал и писал о разуме великий Цицерон в своих «Философских трактатах»: «Какое распутство, какое стяжательство, какое преступление не бывает заранее обдумано и, когда совершается, не сопровождается ли движением духа и размышлением, то есть рассуждением?.. Если бы боги хотели причинить вред людям, то лучшего способа, чем подарить им разум, они бы не могли найти. Ибо где еще скрываются семена таких пороков, как несправедливость, трусость, разнузданность, как не в разуме?» [62, с. 17].

Так что разум скорее инструмент недоразумений между людьми, а порой злостного обмана и дезинформации. Это и в быту, и в обыденной жизни, а в науке — это источник мифотворчества, то есть фантастических или спекулятивных теорий и идей.

А что такое мистика, оккультизм, эзотерика? Почему эти понятия так пугают ортодоксов от науки?

Вот как это объясняет П. Д. Успенский [49, с. 28].

Мистика — это проникновение скрытого знания в наше сознание. Скрытое знание — это идея, которая не совпадает ни с какой другой идеей. Если допустить существование скрытого знания, придется допустить и то, что оно принадлежит определенным людям, которых мы не знаем, — внутреннему кругу человечества. Именно от таких людей получил интереснейшие сведения профессор Э. Мулдашев в Индии, Непале, на Тибете.

Согласно восточной идее, человечество распадается на два концентрических круга. Все человечество, которое мы знаем и к которому принадлежим, образует внешний круг. Вся известная нам история человечества есть история этого внешнего круга. Но внутри него имеется другой, значительно меньшего диаметра, круг, о котором люди внешнего круга ничего не знают и о существовании которого лишь смутно догадываются, хотя жизнь внешнего круга в ее важнейших проявлениях, особенно в ее эволюции, фактически направляется этим внутренним кругом. Внутренний, или эзотерический (*эзотерикос* — внутренний, скрытый) [67, с. 313], круг как бы составляет жизнь внутри жизни, нечто неведомое, тайну, пребывающую в глубине жизни человечества. Внешнее, или экзотерическое, человечество, к которому мы принадлежим, напоминает листья на дереве, меняющиеся каждый год; вопреки очевидному листья считают себя центром Вселенной и не желают понять, что у дерева есть еще ствол и корни, что кроме листьев оно приносит цветы и плоды. Эзотерический круг — это мозг, вернее, бессмертная душа человечества, где хранятся все достижения, все результаты, успехи всех культур и цивилизаций [49, с. 32].

Таким образом, эзотерические знания — это знания, которыми владеет узкий круг людей, которые сохраняются из века в век, из одной эпохи в другую; они передаются только от учителя к ученику, прошедшему длительную и трудную подготовку, охраняются от непосвященных, которые могут исказить и разрушить эти уникальные знания.

Академик РАЕН Г. И. Шипов говорит [108]:

> *«Сейчас нет никакого сомнения в существовании телепатии, левитации, ясновидения, ретровидения или в том, что энергия сознания играет определенную роль в физических процессах».*

Но ведь именно за эти парапсихологические феномены наука, всегда отвергавшая их реальность, относилась с презрением к эзотерике и к оккультизму, не признавая других методов познания мира, кроме рационального, дедуктивного, логического и экспериментального доказательства.

Однако любая самая рациональная, сколь угодно «научная» версия — это, прежде всего, проекция разума на мир, следовательно, это отражение не мира, а самого разума. Вооруженный разумом, но не сердцем, начиненный им самим созданными теориями, гипотезами, мифами, моделями, такой рационалист может принести много бед и несчастий. Особенно если он имеет дело с массами людей, например, врач, юрист, политик. Очень опасен последний, поскольку своим злонамеренным многословием и логикой он может вызвать много крови. Он плетет легенду за легендой, и при всем том он логичен, действительно разумен, так как доказывает и убеждает, часто исходит из целесообразности, хотя и по-своему интерпретированной.

Обычно научные мифы действуют в политике и в политологии наиболее неотразимо. Именно такой «разумный» подход, обоснованный логически, привел в нашей стране к разрушению Церкви. Но вместе с разрушением Церкви разрушили тот нравственный стержень, который цементировал каждое религиозное сообщество и даже целые государства. В результате мы имеем то, что имеем: технически высокоразвитую цивилизацию, находящуюся в глубочайшем нравственно-экологическом кризисе.

Какой же выход видится из тупикового положения, в котором оказались наука, разум и рассудочность? А он прост и давно уже провозглашается наиболее мудрыми и дальновидными мыслителями Востока и Запада: необходимо соединить интуитивное и научное знания, уравнять в правах на критерий «истинности» то, что получено в результате озарения, транса или наития, и то, что выявил точный эксперимент и логическое построение.

«Встал вопрос: какой способ познания Мира является более правильным — лежащий в основе традиционных наук или служащий основой религии, мистики или восточных методик. Есть основания считать, что ни из чего не вытекает преимущество традиционных наук. Более того, наука отстала от „ненаучных" форм мировоззрения» [10, с. 13].

Итак, настало время соединить западную и восточную системы мышления, ибо Запад, как известно, преуспел в точном, но ограниченном знании, зато Восток — в более общем всестороннем и правильном понимании мира и человека [62, с. 18].

Директор Международного института теоретической и прикладной физики (ИТПФ) Академии Естественных Наук России академик А. Е. Акимов говорит следующее [11, с. 26]: «Все, к чему сейчас подошла физика, практически без формул, но в содержательном плане, изложено в древнеиндийских ведических книгах. Существовали и существуют два направления познания Природы. Одно представлено Западной наукой, то есть знаниями, которые добываются на той методологической базе, которой владеет Запад, то есть доказательство, эксперимент и т. п. Другое — Восточной, то есть знаниями, полученными извне эзотерическим путем, в состоянии, например, медитации. Эзотерические знания не добывают, их человеку дают. Получилось так, что на каком-то этапе этот эзотерический путь был утерян, и сформировался другой путь, чрезвычайно сложный и медленный. За последнюю тысячу лет, следуя этим путем, мы пришли к тем знаниям, которые были известны на Востоке 3000 лет назад».

Для ученых наиболее привлекательным оказался буддизм — учение универсальное, концентрирующее и выражающее восточную мысль наиболее полно [65, с. 11]. Это и не удивительно. Еще создатели квантовой механики Н. Бор и В. Гейзенберг обращали внимание на идейное сходство между восточным мировоззрением и философией квантовой механики.

Согласно В. Гейзенбергу, существует «определенная связь между философскими идеями в традиции Дальнего Востока и философией квантовой теории» [50, с. 400].

Растущий интерес к аналогиям между идеями новейшей науки и идеями восточной мудрости вызван, прежде всего, стремлением к созданию целостной картины мира, то есть к формированию новой парадигмы познания.

Президент Международного общественно-научного комитета, руководитель лаборатории «Биоэнергоинформатика», профессор МГТУ им. Н. Э. Баумана, доктор технических наук В. Н. Волченко пишет [9, с. 1]: «Обычных тривиальных путей выхода из нравственно-экологического кризиса, видимо, нет. Нужна новая научная парадигма, исключающая противопоставление идеального, духовного материальному, допускающая союз между наукой и религией. Но если идти на такой союз, то надо признать непротиворечивость для научного мышления гипотезы „Тонкого" Мира и Бога-Творца».

Парадигма — строго научная теория, воплощенная в системе понятий, выражающих существенные черты действительности [51, с. 977].

1.2. НОВАЯ НАУЧНАЯ ПАРАДИГМА

В конце XX столетия стало ясно, что нравственно-экологический кризис, охвативший общество, проявил себя и в технике, и в технологии, и в науке.

> Наука не могла объяснить сознание, которое является объективной реальностью, не признавала парапсихологические феномены, которые все чаще и чаще подтверждались экспериментально, не хотела (или не могла) признать существование Тонкого Мира, тонких тел человека, что особенно сильно отразилось, например, на таком важном для всех нас направлении, как медицина. В значительной степени успехи современной западной медицинской науки объясняются достижениями техники и технологии: приборы, аппараты, компьютеры — суть не что иное, как улучшение и расширение «пяти чувств» с целью более точной диагностики заболевания; запасные органы и инструменты — для замены больного органа (если возможно) путем операционного вмешательства; огромное количество фармацевтических препаратов для эмпирического подбора нужного лекарства. Такое развитие технико-медицинских средств привело к тому, что современная западная медицина пытается избавить человека от следствия, а не от причины заболевания. Медицина упорно не признает, что причины заболеваний лежат в тонких телах человека, и лечит физическое тело.

Одному удалили аденоиды, а они выросли снова; другому отрезали на ноге гангренозный палец, а гангрена перекинулась на голень; третий всю жизнь лечится от диабета; четвертый всю жизнь не может избавиться от нарушения функции щитовидной железы и т. д.

И не случайным оказывается недоверчивое отношение многих людей к врачам; и не случайны потому обращения больных к знахарям и экстрасенсам. Ибо традиционная западная медицинская наука привыкла судить о поверхностных следствиях по другим, также поверхностным следствиям, которые принимаются ею за причину. «Непризнание невидимых трансцендентных миров и составленных из их субстанций слоев ауры не дает медикам увидеть и проанализировать глубинные стороны патогенеза. Если бы академики и профессора медицины могли бы увидеть тонкие „тела" человека и их функционирование, они бы немедленно пересмотрели свои прежние догматы и направились бы на обучение в эзотерические школы развития» [99, с. 22].

Для выхода из создавшегося положения требуется новая научная парадигма, которая позволит существенно расширить наше мировоззрение.

Нечто подобное произошло в технике и в технологии. Современное развитие, несмотря на прогресс микроэлектроники, вычислительной техники, в средствах связи, в новых материалах и так далее, свидетельствует о начале кризиса технологии XX века [115].

Микроэлектроника уже вышла на рубежи технологии, где дальнейшее уменьшение размеров элементов микроэлектронной техники невозможно, так как напыленный полупроводник не может быть меньше одного атомного слоя. Даже в оптических ЭВМ быстродействие не может быть больше скорости света. Гидроэнергетика исчерпала свои возможности и последние полвека развивалась за счет ущерба пахотным землям от водохранилищ и ущерба рыбному хозяйству из-за каскада плотин. Гигантские выбросы в атмосферу продуктов сгорания топлива тепловыми электростанциями стали серьезным фактором экологического бедствия планеты. Атомная энергетика вряд ли сможет реабилитировать себя в отношении безопасности. Кроме того, во всем мире нарастает проблема утилизации отходов атомных производств. Очевиден глобальный экологический кризис нынешней цивилизации. Обеспечение экологической чистоты производств уже сейчас требует на эти нужды около половины капитальных затрат при создании новых производств. Доля затрат на очистные сооружения растет еще быстрее, особенно в химических отраслях. Приближается глобальный сырьевой кризис. Прогнозируется, что уже в первой половине XXI века многие месторождения на Земле будут исчерпаны, а термоядерная энергетика пока еще не вышла из стадии разработок.

Таким образом, кризис технологии XX века очевиден. Если учесть, что идейный потенциал технологии черпается в фундаментальных науках, приходится признать, что несмотря на впечатляющие идеи в этих науках, такие как холодный ядерный синтез, высокотемпературная сверхпроводимость, сейчас, в конце XX века, как и в конце XIX века, также наблюдается кризис в фундаментальных теоретических и экспериментальных науках, кризис общепринятой научной парадигмы.

Сюда следует еще добавить то, что объем экспериментальных процессов, в которых наблюдаются необъяснимые явления природы, постоянно растет. Многие явления, связанные с сознанием, особенно с мышлением и психикой, ни в совокупности, ни даже в отдельности не находят описания на строгом научном уровне. Это свидетельствует по меньшей мере о неполноте современной науки с точки зрения ее понимания природы.

Учитывая, что «потребности общества двигают науку больше, чем сотни университетов» (Энгельс), можно было ожидать, что по мере углубления кризиса технологий и кризиса фундаментальных знаний неотвратимо появятся концепции, которые приведут к пересмотру научных представлений и на основе новой физики сформируют принципиально новые знания и новые технологии, не имеющие аналогов. Именно это и произошло.

Заканчивающееся второе тысячелетие ознаменовалось сменой парадигм в естествознании, каждый раз радикально изменявших наши представления об устройстве окружающего нас мира [14, с. 66].

Начиная с Галилея, содержательная база парадигм в естествознании неотвратимо строилась на основе выбора соответствующего принципа относительности и соответствующей геометрии пространства. Парадигма, принятая в начале XX века, базировалась на принципе относительности Эйнштейна и геометрии пространства Римана—Клиффорда—Эйнштейна. Третьим основополагающим фактором было постулирование существования некой универсальной среды, переносчика взаимодействий, как, например, эфир Ньютона, или среды, которая не только выполняет функции переносчика взаимодействий, но и является физическим источником вещества, порождая элементарные частицы. Такой универсальной средой является физический вакуум в современной физике, или «акаша» в ведической терминологии.

Сегодня, в конце XX века, в России сформировалась новая современная физическая парадигма на основе физического вакуума как праматерии, которая лежит в основе всего того, что мы наблюдаем в природе. Российским ученым удалось завершить исследовательскую программу Единой Теории Поля, которая, в конечном итоге, привела к уравнениям физического вакуума. Были найдены точные решения указанной системы уравнений, описывающие не только электромагнитные, гравитационные и ядерные (сильное и слабое) поля, но и новые торсионные поля, или поля кручения, являющиеся носителями информации в Тонком Мире. Тем самым не только удалось получить суперобъединение всех известных взаимодействий, но и сделать нечто гораздо большее.

Было открыто пятое фундаментальное взаимодействие — информационное.

«Новая парадигма позволила существенно расширить наше понимание природы, чем это дали в начале XX века такие прорывные научные представления, как теория относительности, атомная физика, квантовая механика, теория электромагнетизма, вместе взятые» [115].

Но основе новой парадигмы были предсказаны необычные свойства торсионных полей, что позволило за последние 15 лет разработать в России комплекс прорывных технологий на новых физических принципах — торсионных технологий.

Начавшийся процесс внедрения торсионных технологий означает, что новая научно-техническая революция идет полным ходом уже свыше пяти лет, а не обсуждается как потенциально возможное действие, и по мере все большего освоения торсионных технологий в разных отраслях промышленности будут расширяться позиции новой научной парадигмы, основанной на теории физического вакуума.

Но самой потрясающей оказалась возможность использовать новую парадигму теории физического вакуума для описания сознания и Вселенной как материальных объектов. При рассмотрении природы сознания через специфические проявления торсионных полей — материальных объектов — стало очевидным, что сознание является само по себе материальным объектом. «Сознание и материя на уровне торсионных полей оказались неразрывными сущностями. С этих позиций стало очевидным, что сознание выступает в качестве посредника, объединяющего, с одной стороны, все поля, весь чисто материальный мир, а с другой стороны — все уровни Тонкого Мира: душу, дух высших Иерархов, в том числе Учителей, Абсолют, Космический Разум» [115].

В своем интервью на вопрос корреспондент: «Каковы будут главные направления научно-технического развития человечества XXI века?» — директор ИТПФ академик РАЕН А. Е. Акимов ответил [17, с. 11]: «Как в XX век вошла из прошлого физика Ньютона, так же из XX века в XXI век, как и фундаментальное знание, войдет, например, физика Эйнштейна. Как в XX веке было создано новое естествознание, которое послужило основой технологических революций, так и в XXI веке будет свое естествознание, которое породит новую форму технологии. Однако в отличие от XX века новая физика — теория физического вакуума

Г. И. Шипова — родилась уже сейчас, в конце XX столетия, не дождавшись начала XXI века.

Если технологии XX века создавались в середине века, то технологический базис XXI века уже родился — это торсионные технологии. Если теория физического вакуума решила, например, задачу Бора — „новая физика должна включать в себя сознание", то торсионные технологии позволят найти выход из всех тупиков технократического развития цивилизации. Торсионные технологии охватывают все сферы человеческой деятельности, все отрасли хозяйства, медицину, науку, искусство, быт. Начало третьего тысячелетия будет ознаменовано доминированием торсионных технологий.

— Ваше личное мнение об эволюции человека?

— Эволюция человека, по крайней мере, в начале третьего тысячелетия, будет осуществляться в раскрытии скрытых способностей человека и, прежде всего, сознания. Представляется, что необходимым глобальным условием выживания человечества является обеспечение его эволюционного развития. Однако эволюционное развитие является доминантой не только для человечества, но и для Вселенной в целом. Трудно рассматривать эволюцию Вселенной без такого фактора, как сознание Вселенной, фрагментом которого является сознание человека. Чрезвычайно важно, что для описания Сознания и описания Вселенной как материального объекта оказалось возможным использовать единую научную концепцию — теорию физического вакуума».

1.3. НАУКА И ТОНКИЙ МИР

В последние десять лет уходящего тысячелетия, благодаря новым научным концепциям, в фундаментальных науках, как бы в компенсацию за распад и разлад в обществе, произошел буквально научно-информационный взрыв. Космос приоткрыл свои тайны. Как из рога изобилия посыпались открытия, подтверждающие основные положения религии и особенно эзотерики. Новые достижения привели к тому, что в умах ученых созрела мысль о включении Тонкого (невидимого) Мира в сферу современного научного знания.

Среди окружающих человека неразрешимых проблем две занимают особое положение — проблема невидимого мира и проблема смерти.

Во всей истории человеческой мысли всегда понимали, что видимый мир, доступный непосредственному наблюдению и изучению, представляет собой нечто весьма малое по сравнению с невидимым миром. В религии к невидимому миру относятся: Бог, ангелы, дьяволы, демоны, души живых и мертвых, небеса и т. д. В философии — это мир идей и мир причин. В науке невидимый мир — это мир очень малых величин, а также, как это ни странно, мир очень больших величин.

Мы вынуждены признать, что невидимый мир отличается от видимого не только размерами, но и какими-то иными качествами, иными действующими в нем законами. Невидимый мир непонятен с обычной точки зрения, недоступен для обычных средств познания, но это не означает, что его нет. Существование невидимого (Тонкого) Мира полностью подтверждается новыми научными концепциями.

К началу 90-х годов российскими физиками было открыто пятое фундаментальное взаимодействие — информационное, и был найден носитель информации в Тонком Мире — спиновое, или торсионное поле. Это произошло благодаря тому, что российскому физику-теоретику (в настоящее время — академику РАЕН) Г. И. Шипову удалось обосновать концепцию физического вакуума, поставив точку в конце почти вековых исследований плеяды ученых с мировыми именами: Дирак, Клиффорд, Гейзенберг, Пенроуз и др.; решить задачу, над которой бился Эйнштейн последние 35 лет своей жизни.

Обосновав концепцию физического вакуума и торсионных полей, теоретическая физика пришла к необходимости принятия Сверхразума—Абсолюта—Бога. «На первом уровне реальности решающее значение играет „первичное сознание", выступающее в роли активного начала — Бога и не поддающееся аналитическому описанию» [25, с. 91].

Как пишет академик А. Е. Акимов [10, с. 13]: «Физической природой Абсолюта и физической природой сознания является торсионное поле. В результате оказывается, что Природа позаботилась о том, чтобы мы имели возможность иметь прямую связь с Абсолютом. Отсюда следует, что каждый человек может непосредственно общаться с Богом, если Богу это будет угодно».

Признавая концепцию физического вакуума и теорию торсионных полей, несложно убедиться, что практически все, что известно как чудо или феноменология, может быть достаточно точно объяснено современными физическими законами. Признавая торсионную природу сознания, мы снимаем извечный вопрос философии: что первично — сознание или материя? Если доминанта природы сознания — материальное торсионное поле, то сознание и материя неотделимы, и вопрос «первичности» оказывается лишенным смысла.

Еще в 1989 году в своей беседе с физиком Дэвидом Бомом его святейшество Далай-Лама говорил [106, с. 21]: «Мы, буддисты, считаем, что в природе есть две основные силы: материя и сознание. Безусловно, сознание в значительной степени зависит от материи, и изменение материи так же зависит от сознания. Поэтому я считаю, что исследования в области физики и неврологии могут привести нас к новым небывалым открытиям».

И это уже произошло с разработкой новых научных концепций.

Кроме потрясающих открытий, связанных с использованием концепции физического вакуума и торсионных полей, в российской науке, во исполнение завещания В. И. Вернадского, был завершен многолетний цикл уникальных гелиеметрических исследований. На этой основе было показано, что носительница нашей жизни — Земля — это живая сущность, это предельно энергонасыщенная и высокоорганизованная система, занимающая в космической иерархии много более высокий, чем человек, уровень. На базе гелиеметрических исследований было установлено, что наблюдаемые процессы оказываются правомочны только для вмещающей человека среды обитания — тончайшего граничного слоя между холодным Космосом и горячими, химически агрессивными недрами Земли, реальные представления о которых в современной науке до 1991 года отсутствовали. Не может быть случайностью сохранение в течение миллионов лет идеальных для биосистем условий этой среды обитания. «В свете гелиеметрии энергетика Земли, Солнца и других объектов Вселенной может рассматриваться только с позиции теории физического вакуума» [92, с. 27].

В 1991 году астрофизики сообщили о расшифровке сигналов взрыва сверхновой звезды в Магеллановом облаке, который произошел еще в 1987 году — слишком уж необычной оказалась эта особо важная информация. В результате на прецизионной инструментальной базе была *показана взаимосвязь энергии и вещества*, что определило тождество между материальным и идеальным [92, с. 28].

В ноябре 1991 года в Санкт-Петербургской Духовной Академии состоялся международный семинар «Проблема первоначала мира в науке и теологии» [12, с. 39], на котором присутствовали специалисты из России, Германии, Испании, Бельгии, Китая: теологи, богословы и ученые. С интересным докладом выступил профессор У. Крейг (Бельгия), который заявил, в частности, следующее: «Конечно, человек и Вселенная могут существовать сами по себе, но не могут претендовать на самостоятельное значение. Если Бога нет, жизнь можно считать абсурдной, она не имеет ни смысла, ни ценности, ни цели. В мире без Бога теряет значение понятие нравственности».

Большое внимание на семинаре было уделено рассмотрению вопросов Абсолюта, Физического вакуума, рождению вещественного мира из физического вакуума. Этому были посвящены доклады доктора физико-математических наук А. А. Старобинского, доктора физико-математических наук В. М. Мостепаненко и доктора философских наук И. З. Цехмисто.

Особенно выдался 1993 год. В апреле в «Обществе А. С. Попова» прошла научная конференция «Сверхслабые взаимодействия в технике, природе и обществе», связавшая все аспекты бытия. В августе на конференции «Геофизика и современный мир» более чем в двадцати докладах была представлена информация о глубинном строении Земли и процессах, определяющих энергетику, связанную с превращением гравитационной субстанции в вещество. В сентябре приятно удивила «Пятая конференция по Научным Знакам в Коране и Сунне», организованная Исламским Культурным Центром в Москве, где учеными Саудовской Аравии и Египта было показано, что пророк Мухаммед принял от Аллаха 1400 лет назад информацию, отвечающую *уровню науки сегодняшнего дня*! «Понимать Аллаха при этом можно только как *Информационное поле*, *Логос*, или *Абсолютный разум*. В любых вариантах здесь речь идет о высшем трансцендентном божественном начале — Боге-Духе, заимствованном из раннего язычества и определяющим базис всех конфессий» [92, с. 50]. Христианские теологи, в свою очередь, утверждают, что подобная информация не в меньшей степени содержится в Библии, а еще больше — в самом древнем своде христианской религиозной информации — в Талмуде.

В ходе исламской конференции пришла информация из Чикаго (США) о завершившемся там Форуме Мировых Религий. Около тысячи депутатов от 300 конфессий пришли к выводу о едином корне всех религий, что исключает основу каких-либо противоречий на религиозной почве [92, с. 50].

В конце 1993 года вышла фундаментальная монография Г. И. Шипова «Теория физического вакуума».

10—11 сентября 1994 года в Санкт-Петербурге состоялся Первый, а 9—10 июня 1995 года — Второй Международные Конгрессы «Реальность Тонкого Мира» [97, с. 3]. Присутствовали ученые из России, Германии, Бразилии, Кореи. Доктор технических наук В. Н. Волченко в своей речи на Конгрессе отметил следующее: «Один из путей выхода из нравственно-экологического кризиса заключается в совершенствовании человеческого сознания, в замене жизненных ориентиров с потребительских на духовные. А духовное пространство Мира и есть Тонкий Мир. В нем, по-видимому, содержится полная информация обо всем сущем. Информация — это форма всего, это будущая энергия в потенциале. Мы должны понять единство Мира, в котором духовное пронизывает материальное. Но потенциальный информационно-энергетический барьер, преграждающий путь в Тонкий Мир, можно преодолеть лишь при высочайшей духовности и нравственности».

Большой интерес вызвали доклады научного сотрудника Государственного гидрометеорологического института Валентина Псаломщикова «Генерация физических полей в момент смерти» и профессора Института точной механики и оптики Санкт-Петербурга Константина Короткова «Биоэнергетическое состояние человека после смерти». «В них ученые убедительно доказывают, что запредельное существование человека есть продолжение его земной жизни и судьбы. Предложенная и экспериментально опробованная К. Коротковым методика исследования позволяет получить достоверную информацию о предмете исследования» [39, с. 48].

Внимание!
Наука заговорила
о «запредельном существовании человека»!
О таком удивительном феномене пишет в своей книге
и профессор Мулдашев.

Заслуженный деятель науки и техники России, доктор технических наук, профессор Г. Н. Дульнев в своем докладе на Конгрессе проанализировал причины, по которым ортодоксальные ученые сторонятся проблем Тонкого (невидимого) Мира. «Дело в том, что традиционная наука базируется на измерениях переноса энергии, массы и импульса. А в Тонком Мире идут, в основном, процессы лишь информационного обмена. Приборы для регистрации еще не созданы. Кроме того, в исследованиях Тонкого Мира нарушается священный принцип традиционной науки — необходимость повторяемости результата эксперимента. Объясняется это влиянием психики. Вот эти причины — отсутствие надежного инструментария, неустойчивость явлений и психические непознаваемые взаимодействия, создают мнение у стандартно мыслящих ученых об отсутствии здесь собственно предмета исследования» [97, с. 4].

А нестандартно мыслящие ученые уходили раньше и уходят сейчас за пределы ортодоксальной науки: Пифагор был чистым мистиком и оккультистом; один из основателей современной науки, Френсис Бэкон, явился и основателем масонства; Ньютон занимался астрологией и еще более фанатично алхимией; Парацельс был алхимиком и астрологом; Бутлеров занимался спиритизмом; современный американский ученый Джон Лилли, прославившийся опытами на дельфинах, является представителем современной мистики и оккультизма; известный американский физик-теоретик Энтони Мертон занимается теософией [42]; профессор Г. И. Дульнев изучает Тонкий Мир (телепатию и телекинез); доктор биологических наук, профессор С. В. Сперанский исследует телепатию и телепортацию (перенос лекарственных препаратов на больного); академик П. П. Гаряев занимается изучением фантомных эффектов и телепортации; доктор сельскохозяйственных наук Э. К. Бороздин исследует тонкие тела живых существ; академик В. П. Казначеев исследует полевую форму жизни человека; доктор Цзян изучает вопросы биосвязи и влияния ее на живые существа [59, с. 42] и т. д.

20—23 февраля 1997 года в Санкт-Петербурге состоялся международный Конгресс «Планета-2000» [68, с. 2]. Президент Конгресса профессор Г. Н. Дульнев сообщил: «Мы сделали акцент на главном — включении в новую картину мира активнейшего фактора — феномена человеческого сознания, ибо сознание, и это многократно доказано, влияет на материальный мир».

Теоретическая физика сумела, наконец, ответить на вопрос: что же такое сознание?

> С физической точки зрения, сознание есть особая форма полевой (торсионной) материи [14, с. 72]. Признано, что, оставаясь на научной почве, нельзя рассматривать обычное состояние сознания, в котором мы способны к логическому мышлению, как единственно

возможное и самое ясное. Напротив, было установлено, что в других состояниях сознания, пока еще мало изученных, можно узнать и понять то, чего в обычном состоянии сознания мы понять не можем. Это говорит о том, что «обычное» состояние сознания есть лишь частный случай миропонимания. Реальность и ценность мистических состояний сознания признавались и признаются всеми без исключения религиями. Сегодня и фундаментальная наука начинает вбирать в себя «ненаучные» формы знаний.

В современное мировоззрение громадный вклад вносит теоретическая физика. Этот раздел науки обособлен в ряду естественных наук из-за его направленности в сторону фундаментального знания.

«Фундаментальные» знания — есть знания о «надвещном», о сущности и понятиях, присущих вещам вне их конкретной формы. Объекты, подвергнутые рассмотрению теоретической физикой, объединяют черты абстракции и конкретных объектов. Элементарные частицы, физический вакуум, пространство и время, взаимодействия — с одной стороны, идеально, полностью описываются с помощью математических понятий; с другой стороны, это вполне реальные, существующие объекты, но они присущи всему, любому известному макроявлению и предмету не как качества, а как их составляющие [65, с. 9].

Теоретическую физику рассматривают как основную базу, формирующую общенаучное мировоззрение. И именно теоретическая физика на главный вопрос — есть ли Бог? — дала ответ: Бог есть!

Если внимательно присмотреться к тому немногому, что нам известно о долгой истории человечества, становится очевидно: одно остается неизменным — вера в Бога. Она может принимать тысячи различных форм и выражений, иметь бесчисленные названия, но такова реальность. Каждый из нас имеет свои собственные аргументы, доказывающие или опровергающие существование Бога. Но истинно то, что человек всегда обладал врожденным чувством восприятия Бога. И вот теперь, на пороге третьего тысячелетия, к Богу пришла и теоретическая физика. Это ли не счастье для всех живших долгое время, да и живущих сейчас в жестких рамках атеизма и вульгарного материализма.

Недавнее заявление 53 американских ученых мирового уровня, среди которых немало лауреатов Нобелевской премии, также четко поставило точку в ответе на вопрос — есть ли Бог? В изданной ими книге «Мы верим» приводится немало доказательств существования Творца, который создал все, что мы видим, и все, что не видим и о чем пока еще не знаем [63, с. 8].

20—23 марта 1996 года в МГТУ им. Н. Э. Баумана состоялась конференция «Наука на пороге XXI века — новые Парадигмы» [13, с. 116]. Цель конференции — формирование программы выхода общества из нравственно-экологического кризиса на основе новых научных концепций. На конференции неоднократно подчеркивалась необходимость объединения науки и религии с целью совместного поиска путей выхода общества из кризиса. Как считает академик Н. Моисеев, «...религия приобретает особое значение в „минуты роковые", когда над человеком или над народом нависает грозная опасность. Тогда люди ищут ответы там, где "пасуют рациональные знания" — в религии и эзотерике» [9, с. 3].

А профессор В. Н. Волченко подчеркивает: «В нашем постижении Мира и при выборе путей выхода цивилизации из нравственно-экологического тупика вполне рационально дополнять научное знание религиозным. Принятие наукой Творца будет содействовать более глубокому познанию духовных ценностей и возможности выхода человечества из кризиса» [9, с. 7].

Современные ученые-естественники стараются идти навстречу религиозному мировоззрению, стремясь дать его физическое объяснение в отдельных, наиболее важных аспектах. В свою очередь, и Церковь проявляет большую заинтересованность в научном обосновании и доказательности основных своих постулатов. В январе 1997 года в Свято-Даниловом монастыре на V Рождественских Образовательных Чтениях обсуждались вопросы: «Нуждается ли Творец в признании Его естествознанием?» и «Нужен ли Творец науке?» На оба вопроса ответы были утвердительными [9, с. 6].

1.4. ВСЕМИРНЫЙ РУССКИЙ НАРОДНЫЙ СОБОР

Весной 1998 года в Свято-Даниловом монастыре в Троице-Сергиевой Лавре собрался Всемирный Русский Народный Собор во главе со Святейшим Патриархом Московским и Всея Руси Алексием II, на котором присутствовали крупнейшие представители отечественной науки [5, с. 6]. Состоялись слушания по теме «Вера и знание: проблемы науки и техники на рубеже столетий».

Впервые была предпринята попытка дать нашему народу надежную духовную и нравственную опору в решении сложнейших вопросов, которые поставила перед человечеством научно-техническая революция.

Встречу открыл Патриарх Всея Руси Алексий II.

Он, в частности, сказал: «Вызывают тревогу возможные последствия научных работ в области генной инженерии, особенно — клонирование людей. Далеко не однозначным представляется распространение компьютерных технологий, глобальных информационных систем. Будучи, по-видимому, благом, представляющим человеку дополнительные степени свободы, новые технологии могут вести и к новому порабощению людей, превращению человеческого сознания и личности в объект технологических манипуляций».

Патриарх также объяснил, что следует признать неправильными звучащие иногда призывы отказаться от современной техники, насильственными мерами ограничить ее развитие. Ошибочны и попытки объявить всю область научно-технического знания чем-то принципиально враждебным Богу и Церкви. Отказаться от науки и техники сегодня невозможно. Никто не захочет жить при лучине в пещере, забыть про телевидение и радио, отказаться от медицинского обслуживания и т. д. Нужно только, чтобы наука и техника не служили построению новой вавилонской башни — глобального культа потребления, не вовлекли человечество в порочный круг создания и удовлетворения все новых и новых сиюминутных потребностей.

В ответном слове Президент Российской Академии Наук Юрий Осипов сделал поразительное признание: «Саентическое (научное) мировоззрение, претендовавшее на универсальную парадигму, которая заменила бы религию, конечно, не состоялось» [5, с. 8]. В устах руководителя российской науки, так долго боровшейся с религией, эти слова прозвучали как откровение. Но справедливости ради Ю. Осипов отметил и тщетность противоположных попыток, когда религия старалась подмять под себя науку. Например, католическая ортодоксия стремилась приказывать науке и законам природы, а в результате опозорилась на весь мир. Вспомним систему Коперника, которую так долго хотели отменить. Как Галилея заставляли поклясться, что Земля не вращается вокруг Солнца.

Ю. Осипов отметил далее, что после изменения фундаментальных представлений о пространстве, времени и причинности, появления теории относительности и квантовой механики мир уже не представляется абсолютно детерминированной машиной, в которой Богу просто нет места. Например, научная космология сегодня ставит вопросы о происхождении Вселенной, которые давно решены теологией. Было ли что-нибудь до момента, когда время равнялось нулю? Если нет, то откуда вообще возникла Вселенная? И ученые приходят к выводу о существовании Творца.

По мнению академика Осипова, создание любой стройной научной системы неизбежно приводит к мысли о существовании Абсолютного Бытия или Бога. Сейчас во всем мире началось сближение науки и религии.

А по мнению академика РАН В. Фортова, исследования российских ученых будут гораздо продуктивнее, если они откроют Библию не как предмет для критики, а как источник истинных знаний. История доказала правомерность такого подхода. Сколько «научных» трудов было написано о самозарождении жизни, происхождении человека от обезьяны, но современные биология и генетика камня на камне не оставили от «теории» дарвинизма. Между генами людей и обезьян оказалась дистанция огромного размера — человек скорее мог произойти от свиньи, чем от гориллы. Случайное возникновение жизни так же невероятно, как и сборка самолета «Боинг» пролетевшим над свалкой смерчем.

Мудро поступили физики и астрономы: создавая новые теории в начале XX века, они напрямую руководствовались библейской точкой зрения о сотворении мира. Квантовая механика, гипотеза Большого взрыва и разбегания Галактик, другие концепции, как говорится, обречены на успех. В последующие десятилетия они получили огромное количество экспериментальных подтверждений. Ученые убедились, что Библия — источник истинных знаний.

Но у науки и религии разные предметы исследования: религия изучает отношение человека к Богу, а наука — законы сотворенного Богом мира. И методы исследований разные, хотя они иногда пересекаются.

Вслед за Президентом РАН академик В. Фортов сделал потрясающее заявление:

«Наука должна управляться нравственными законами. Это заповеди, которые 2000 лет назад были сформулированы в Нагорной проповеди» [5, с. 9].

Митрополит Смоленский и Калининградский Кирилл поставил вопрос: как удержать мир от использования научных достижений в страшных целях?

> Единственное, что может спасти людей от злоупотребления научно-техническим прогрессом, — это нравственное чувство. А это та сфера, где естественная наука бессильна. Поэтому сегодня проблема стоит так: либо прогресс науки и техники будет сопровождаться нравственным прогрессом человечества, либо у человечества нет шансов выжить. Другого не дано. И перед лицом этой апокалиптической опасности у науки и религии нет иного пути, кроме диалога и сотрудничества [5, с. 10].

Потрясает заявление, сделанное с трибуны академиком РАН и РАМН Н. П. Бехтеревой: «Всю свою жизнь я посвятила изучению самого совершенного органа — человеческого мозга. И пришла к выводу, что возникновение такого чуда невозможно без Творца». По мнению Н. П. Бехтеревой, религия не ограничивает глубину научных знаний, но она налагает нравственный запрет на некоторые сферы их применения.

Директор Российского Федерального Центра ВНИИЭФ, академик Р. И. Илькаев в своем выступлении сказал: «Я считаю, что религия имеет колоссальное значение для жизни общества. И то, что руководители науки Российской Федерации встретились с руководителями Русской Православной Церкви и заявили, что будут вместе работать на благо России, безусловно, очень знаменательный шаг. Это начало нового пути, на котором будет преодолен роковой разлом русской истории».

«Историческое предназначение российской науки в XXI веке — это материальная защита нашего государства, — продолжил академик Илькаев. — А вот историческое предназначение Русской Православной Церкви — это духовная защита народа».

После трех дней и ночей напряженной работы ученые и священнослужители приняли итоговый документ Соборных Слушаний, значение которого трудно переоценить. По сути, он легализовал союз науки и религии. Теперь приверженцам религии в науке следует отдавать предпочтение: в своих исследованиях они будут стараться не нарушать нравственных законов и не ввергнут человечество в ужасные беды, которые способен принести технический прогресс.

Но «религиозное постижение мира как творения Божия не отрицает правомерности научного познания его закономерностей», — сказано в итоговом документе [5, с. 10].

Глава 2

НАУЧНЫЕ АСПЕКТЫ ТАЙН МИРОЗДАНИЯ

> Быть может, покажется дерзким, что мы, ограниченные для наблюдений в пространстве маленькой Землей, пылинкой на Млечном Пути, а во времени — короткой человеческой историей, решаемся применять законы, найденные для этой тесной области, ко всей неизмеримой беспредельности пространства и времени.
>
> *Гельмгольц*

В своем развитии естествознание за последние три века достигло головокружительных успехов. Техническими средствами последовательно исследовались четыре фундаментальных взаимодействия: гравитационное (XVIII в.), электромагнитное (XIX в.) и, наконец, ядерные — сильное и слабое (XX в.)

Слабое взаимодействие властвует над лептонами — в это семейство входят электроны, мюоны, таулептоны и все разновидности нейтрино. В сильном взаимодействии участвуют адроны, среди которых наиболее известны нам протон и нейтрон, плюс еще несколько сотен уже известных физикам элементарных частиц. Электромагнитной силе подвластны все электрически заряженные частицы. Гравитации подчиняется все на свете.

Итак, существуют четыре взаимодействия, и лишь одно из них, самое слабое — гравитационное, является всеобщим и вездесущим. Но гравитация слишком слаба, чтобы сохранить единство камня, молекулы, атома и атомного ядра. Самое мощное взаимодействие — то, которое заслуженно называется сильным. Оно удерживает вместе протоны и нейтроны, причем это взаимодействие, например, между двумя протонами в 10^{38} раз мощнее, чем гравитационное взаимодействие между ними же. Для каждого взаимодействия были разработаны собственные теории.

В свое время академик М. А. Марков философски заметил: «Не должны ли в будущем объединиться эти четыре типа взаимодействий? А то так и хочется спросить, если бы было у кого: Господи, зачем тебе эти четыре формы?» [69, с. 78].

И действительно, по мере развития теоретической физики началось объединение теорий этих взаимодействий. Так возникла единая теория электромагнитного и слабого взаимодействий — электрослабое взаимодействие. За создание этой теории С. Вайнберг, А. Салам и П. Глэшоу получили Нобелевскую премию.

Позднее удалось объединить теорию электрослабого и сильного взаимодействий — так называемое «великое объединение». И, наконец, появились идеи построения Единой Теории Поля (ЕТП) — как суперобъединения всех четырех взаимодействий. *Поле — особая форма материи, связывающая частицы вещества в единые системы и передающая с конечной скоростью действия одних частиц на другие* [70, с. 22]. У истоков идеи построения ЕТП стоял А. Эйнштейн.

В свое время Макс Планк писал: «...Создание единой и неизменной картины мира — цель, к которой стремится естествознание».

Создание Единой Теории Поля убедительно доказало бы, что принципиальные основы Мироздания опираются на единые законы, и любые взаимодействия, как частный случай, вытекают из общего взаимодействия; что между всеми уровнями Бытия нет принципиальной разницы, то есть один мир (например, вещественный) не противоречит другому (тонкоматериальному). Просто вещественный мир — это мир низкочастотных вибраций, а тонкоматериальный мир — мир высокочастотных вибраций.

Создание ЕТП позволило бы научно подтвердить важнейшее положение эзотерического знания: развитие всего Сущего во Вселенной подчинено закону эволюции и происходит за счет непрерывного перехода из одного мира в другой путем повышения частоты вибраций. Иначе говоря, жизнь во Вселенной непрерывна и безгранична, ибо ее основа — эволюция. (Эволюция — одна из форм движения, развития в природе и обществе, непрерывного постепенного перехода из одного качественного состояния в другое [27, с. 361]. Созданием ЕТП занимались крупнейшие физики-теоретики, медленно, но упорно осваивая новые рубежи в науке. На фоне больших успехов ученых в этом вопросе кажется странным наличие группы экспериментальных данных, которые невозможно объяснить, даже привлекая понятия будущей ЕТП. Эти данные возникают как в физических экспериментах, так и в химии, биологии, медицине. Особенно широко они представлены так называемыми парапсихологическими или психофизическими явлениями (пси-явления).

Кроме того, ни одно из четырех взаимодействий не позволяет объяснить феномен сознания. Сознание же является объективной реальностью природы. «Если наука оказалась не в состоянии дать в системе своих представлений объяснения сознанию, следовательно, наука в ее современном виде неполна. Проблема сознания должна быть разрешена созданием новых научных парадигм» [14, с. 66].

Многократно проверенные и экспериментально подтвержденные пси-явления, такие как телепатия, психо- (теле)кинез, ясновидение, материализация и дематериализация заставляют признать реальность новых, ранее неизвестных науке фундаментальных закономерностей, основанных на тесном взаимодействии сознания человека с окружающим его миром.

Ученые упорно трудились над проблемой Тонкого Мира, Сознания, строили модели с расширением понятий пространства и времени и других фундаментальных категорий. Ошибаясь и начиная все сначала, наука упорно шла к разработке новой парадигмы, новых научных концепций, позволяющих по-новому взглянуть на проблемы Мироздания.

В 90-х годах XX столетия было открыто новое пятое фундаментальное взаимодействие — информацинное [15, с. 21]. Его проявлением оказались торсионные поля, выступающие носителем информации в Тонком Мире. С открытием пятого взаимодействия удалось создать Единую Теорию Поля, которая переросла в теорию физического вакуума. Торсионная парадигма и концепция физического вакуума позволили с достаточной определенностью сказать о том, что все парапсихологические феномены основываются на законах микромира и фундаментальных взаимодействиях. Появилась возможность соотнести Сознанию и Мышлению их материальный носитель в виде торсионных полей. Последние научные исследования показали, что сфера Сознания и Мышления имеет материальную основу в виде Единого Поля. Познав физику Единого Поля (физического вакуума), можно понять природу Сознания, Мышления и Коллективного Разума [16, с. 68].

Таким образом, с огромным напряжением сил, методом проб и ошибок, путем потрясающих взлетов и катастрофических падений наука все-таки пришла к пониманию тех знаний, которыми владеет эзотерика. К сожалению, ни один физик-теоретик не умеет, насколько нам известно, методом медитации черпать знания из Информационного Поля Вселенной, и ни один посвященный (лама, свами, гуру и т. д.), не являясь физиком, не сумел полученные свыше при медитации уникальные знания перевести на язык науки. Только совместное использование научных методов познания мира и религиозных способов получения «чистого знания» позволят человечеству шагнуть в XXI век с полным пониманием основ Мироздания.

Академик РАЕН А. Е. Акимов подчеркивает в работе [17, с. 11]: «Создание новой концепции — Теории физического вакуума и, как следствие, создание торсионных технологий исключает апокалиптический сценарий для Земной Цивилизации. Торсионная технология позволяет найти выход из всех тупиков технократического общества, поскольку охватывает все сферы человеческой деятельности».

Итак, рассмотрим новую научную концепцию физического вакуума.

2.1. НАУЧНАЯ КОНЦЕПЦИЯ ФИЗИЧЕСКОГО ВАКУУМА

> Физический вакуум — универсальная среда, пронизывающая все пространство, которую во времена Ньютона называли эфиром и наделяли другими свойствами.
>
> *А. Акимов*

В развитии теоретической физики можно выделить три этапа: предварительный, классический макроуровневый и релятивистский (релятивистская физика — это физика больших скоростей) [18, с. 635].

Сейчас начинается новый четвертый классический микроуровневый этап, вызванный, прежде всего, доказательством реального существования материальной субстанции в мировом пространстве — физического вакуума. Начало нового этапа развития физики, видимо, придется отсчитывать с момента признания ученой общественностью достоверности решения коренных, фундаментальных проблем теоретической физики. Это решение заключается в разоблачении ошибочной сути постулата постоянства скорости света с параллельным доказательством реальности материального физического вакуума [19, с. 322].

Согласно философской концепции великого древнегреческого философа Демокрита, все вещества состоят из частиц, между которыми находится пустота. Известно, что расстояние между молекулами воды примерно в десять тысяч раз (а между молекулами газа — примерно в сто тысяч раз) больше, чем размеры самих молекул; значит, по Демокриту, основная по объему часть вещества представляет пустоту.

Но, согласно философской концепции другого, не менее знаменитого древнегреческого философа Аристотеля, в мире нет ни малейшего места, где бы не было «ничего»; значит, по Аристотелю, между молекулами вещества должна быть какая-то среда. Эта концепция использовалась учеными для объяснения различных явлений, а среда, находящаяся между частицами тел, а также пронизывающая безграничное пространство Вселенной, называлась эфиром.

2.1.1. Превратности эфира

Античность завещала свой эфир средним векам, и в европейской науке этого времени эфир рассматривался как пятая стихия: земля, вода, воздух, огонь и эфир. Ученые XVIII—XIX веков, принявшие учение об эфире как мировой среде, с самого начала оказались в очень затруднительном положении. В отличие от античных философов и средневековых схоластов, они были представителями новой науки, опирающейся на громогласно провозглашенный Френсисом Бэконом принцип экспериментальной проверки теоретических положений.

При рассмотрении различных явлений ученые приписывали эфиру разные свойства, но оставалось неясным, что же из себя представляет эфир.

У великого физика Ньютона отношения с эфиром были сложные, трудные, даже трагические. Ньютон в течение всей своей жизни то утверждал, то отрицал существование эфира как мировой среды. Анализируя многочисленные данные наблюдений движения планет, Ньютон открыл закон всемирного тяготения, согласно которому определяется сила взаимодействия небесных тел. В дальнейшем в соответствии с этим законом было экспериментально подтверждено взаимодействие тел на Земле. Закон всемирного тяготения — одна из вершин классической физики. Он — типичный классический закон дальнодействия. Но не все в этом законе удовлетворяло Ньютона. Что «не все»? Неизбежное в теории дальнодействия — мгновенное действие сил тяготения через большие расстояния. Ньютон понимал, что его законы могут иметь смысл, только если пространство обладает физической реальностью. В письме одному из своих друзей Ньютон писал: «Мысль о том, ...чтобы одно тело могло воздействовать на другое через пустоту на расстоянии, без участия чего-то такого, что переносило бы действие и силу от одного тела к другому, — представляется мне столь нелепой, что нет, как я полагаю, человека, способного мыслить философски, кому она пришла бы в голову» [105, с. 182].

В своем творчестве Ньютон систематически возвращался к этому вопросу, стремясь дать теоретическое обоснование гравитации; при этом он возлагал большие надежды на эфир и считал, что раскрытие сущности эфира позволило бы получить решение и этого важнейшего вопроса. Эфир был нужен и полезен теории Ньютона. Но, придерживаясь принципа точных наблюдений и строгих экспериментов и не имея возможности доказать существование эфира, Ньютон предупреждает, что при изложении гипотезы эфира будет «иногда говорить о ней так, как будто бы я ее принял и верю в нее», однако всего лишь «во избежание многословия и для более ясного представления» [69, с. 31].

В 1679 году Ньютон в письме великому физику Роберту Бойлю излагает свое предположение о некоем вездесущем тонком веществе по имени «эфир». Оно имеет разную плотность, состоит из частиц «тонких», причем тонких в разной степени. Чем ближе тело (любое) к центру тяготения, тем все более тонкие частицы эфира заполняют поры этого тела, вытесняя из них эфирные частицы более крупные, более грубые. Такое движение эфира и заставляет тело стремиться к центру тяготения, вызывая падение тела на Землю.

Однако в первом издании генерального труда о всемирном тяготении (хотя и не только о нем), в «Математических началах натуральной философии», вышедшем в свет в 1687 году, всякое предположение об эфире отсутствует. Но во втором издании этого труда в 1713 году Ньютон уделяет серьезное внимание «некоторому тончайшему эфиру, проникающему во все сплошные тела и в них содержащемуся, коего силою и действиями, частицы тел, при весьма малых расстояниях, взаимно притягиваются, а при соприкосновении сцепляются, наэлектризованные тела действуют на большие расстояния, как отталкивая, так и притягивая близкие малые тела, свет испускается, отражается, преломляется, уклоняется и нагревает тела, возбуждается всякое чувствование, заставляющее члены животных двигаться по желанию, передаваясь именно колебаниями этого эфира от внешних органов чувств мозгу и от мозга мускулам» [69, с. 32].

В течение своей долгой и плодотворной жизни великий ученый менял свои позиции многократно. Время от времени Ньютон просто замечал, что об эфире ничего достоверно неизвестно, неизвестно даже, есть он или нет, и потому не желает он, Ньютон, даже мнения своего высказывать по этой проблеме! А потом все-таки снова и снова высказывает мнение, и оно то за существование эфира, то против него.

Кандидат физико-математических наук С. Смирнов, специально изучавший проблему сложных отношений Ньютона с эфиром, пришел к разрешению этой загадки благодаря существованию воспоминаний друзей Ньютона, и выяснилась удивительная вещь: Ньютон не только верил в Бога — вездесущего и всемогущего, но и не мог представить его себе иначе, чем в виде особой субстанции, пронизывающей все пространство и регулирующей все силы взаимодействия между телами, а тем самым — все движения тел, все, что происходит в мире. То есть Бог — это и есть эфир! С точки зрения церкви — это ересь. И вот Ньютон (добрый христианин и добрый физик) не смеет писать об этом своем убеждении, а только иногда проговаривается в дружеских беседах [69, с. 34].

Интуиция никогда не подводила Ньютона. Не подвела она и с эфиром.

Особая материальная субстанция, пронизывающая все пространство и регулирующая все силы взаимодействия, правда, существенно отличающаяся от того эфира, который представляли во времена Ньютона, была обнаружена учеными XX века, исследована и названа физическим вакуумом.

Авторитет Ньютона прибавил авторитета и эфиру. Современники и потомки обратили гораздо больше внимания на те высказывания великого физика, которые утверждали существование эфира, чем на другие, ставившие это существование под сомнение.

Под понятие «эфир» стали подводить все, что, как мы теперь знаем, вызывается гравитационными и электромагнитными силами. Но поскольку другие фундаментальные силы мира до возникновения атомной физики практически не изучались, то с помощью эфира брались объяснять любые явления и любой процесс.

Особенно возрос интерес к эфиру после открытия электромагнитного поля. Вот где особая упругая среда казалась незаменимой для последовательного преобразования электрических и магнитных полей одно в другое. Искусный теоретик электромагнитных волн Д. Максвелл в своих построениях словно воочию видел возникающие при этом натяжения эфира. Что-то вроде поля упругих сил, действующих в деформированном, растянутом или сжатом куске резины.

Эфир должен был обеспечивать действие закона всемирного тяготения; эфир оказывался средой, по которой идут световые волны; эфир нес ответственность за все проявления электромагнитных сил; да вообще ответы на почти все загадки природы: физические, химические, биологические — требовалось найти именно в эфире. Для одновременного выполнения всех этих функций ему надлежало обладать весьма разными и часто слишком противоречивыми свойствами.

Например, бурное развитие волновой теории света заставило наделить эфир просто фантастическими свойствами. Когда англичанин Томас Юнг и француз Огюстен Френель пришли к выводу, что свет представляет собой не продольные, а поперечные колебания, им было трудно осмыслить результат как реальный. Чтобы обеспечить движение поперечных световых волн со скоростью, определенной достаточно точно еще в XVII веке, эфир должен был обладать фантастической упругостью. Большей, чем самая упругая сталь. Упругость же — свойство, прежде всего, твердого тела, да и то не всякого. В то же время эфир должен быть для света прозрачнее, чем любой газ, и не должен мешать движению звезд и планет.

Каждое новое достижение волновой теории света заставляло наделять эфир все новыми и новыми свойствами. Это — с одной стороны, а с другой — не было и экспериментов, которые позволили бы отрицать эфир. Постепенно, однако, объяснения световых явлений на основе эфирной гипотезы стали выглядеть все более искусственными. Стало складываться убеждение о несовершенстве основ классической физики. С целью выхода из кризиса был взят курс на разработку специальной физики — физики больших скоростей, близких к скорости света (релятивистская физика).

В первую очередь следовало проверить действенность основных положений классической физики при световых и околосветовых скоростях.

Классическая физика базируется на трех законах Ньютона, причем все законы вытекают как частный случай из законов общей теории. Классическая физика, таким образом, представляет собой пример великолепно разработанной теории, детали и общие принципы которой не претерпевают никаких изменений или исправлений уже несколько столетий.

В основе классической физики лежит абсолютность пространства и времени, согласно которой ход времени (длительность его единицы, например, секунды) и размер тела (величина единицы длины, например, метра) неизменны в любых системах отсчета и не зависят от того, покоится система отсчета или движется каким-либо образом.

Важнейшей основой классической физики является также принцип относительности Галилея, утверждающий, что опыты, проводящиеся в неподвижной системе, и такие же опыты, проводящиеся в системе, движущейся равномерно и прямолинейно, дадут одинаковые результаты, то есть все законы механики сохраняются для любых инерциальных систем отсчета. Инерциальные системы отсчета — системы, свободные от внешних воздействий и которые, следовательно, движутся равномерно прямолинейно или находятся в состоянии покоя [18, с. 220].

И, наконец, к основным положениям классической физики относится правило сложения скоростей: если источник движения, сообщающий телу скорость, или среда, в которой тело движется со скоростью U, имеют в том же направлении скорость V относительно неподвижного наблюдателя, то скорость тела W относительно этого наблюдателя определяется правилом сложения скоростей, согласно которому $W = V + U$ [20, с. 24].

2.1.2. Опыт Физо

Прежде всего, возник вопрос о справедливости правила сложения скоростей при световых явлениях. Для его решения необходимо было провести эксперимент по сложению скорости движения среды (например, воды) со скоростью распространения света в этой среде. Но как провести такой эксперимент? Трудности его проведения заключались в том, что скорость света в воде $U = c/n = 225\,000$ км/с, где c — скорость света в вакууме, $c = 300\,000$ км/с; n — показатель преломления воды, $n = 1,33$. Скорость воды можно было бы сделать примерно 10 м/с, что в десятки миллионов раз меньше скорости света. Поэтому такой эксперимент долго не удавалось осуществить.

Но оказалось, что указанное небольшое изменение скорости света можно измерить, если использовать явление интерференции. Интерференция — это сложение в пространстве двух или нескольких волн, при котором в разных его точках получается усиление или ослабление амплитуды результирующей волны. Интерференция характерна для волн любой природы: волн на поверхности жидкости; упругих (например, звуковых); электромагнитных (например, радиоволн или световых). Причем интерферируют только когерентные волны, то есть волны, имеющие постоянную разность фаз во времени [70, с. 290]. Такими когерентными волнами-лучами являются, например, лучи, исходящие из одной точки источника света. Если два луча от одной точки источника света пустить по разным направлениям, а затем привести в одну точку, то в этой точке будет происходить интерференция света; если разность хода лучей, измеренная в количестве совершенных полуволн, составит четное число, то происходит сложение энергий этих лучей, и точка будет наиболее светлой; если же разность хода составит нечетное число полуволн, то энергии лучей вычитаются, и точка будет наиболее темной.

Таким образом, в зависимости от разности хода лучей освещенность в точке их встречи будет меняться. Зная длину волны света (от 0,4 микрона до 0,7), можно рассчитать, какую величину изменения скорости света можно измерить. Расчеты показали, что можно сделать установку, позволяющую определить изменение скорости света на одну стомиллионную долю, что даже лучше, чем требуется.

Такую установку впервые изготовил, а затем осуществил на ней уникальный опыт в 1851 году известный французский физик А. И. Физо.

В установке Физо луч от источника света с помощью полупрозрачной пластины разделялся на два луча, один из которых, отражаясь от зеркала, проходил через текущую воду по направлению ее движения, а второй — против движения. Скорость движения воды изменялась от 0 до 7 м/с. Оба луча направлялись далее в интерферометр, где наблюдалась интерференционная картина. По смещению интерференционных полос определялась разность времени прохождения лучей света в движущейся воде (по течению и против течения) [18, с. 818].

Результаты опыта оказались неожиданными: сложение скорости света в воде со скоростью движения воды не соответствовало требованию классической физики:

$$W = V + U.$$

Опыт показал, что сложение скоростей происходит по соотношению:

$$W = U + V(1 - 1/n),$$

где n — показатель преломления воды; $n = 1,33$.

Многократно проверенный опыт давал все время один и тот же результат. Он показывал, что скорость света не подчиняется правилу сложения скоростей. Напрашивался вывод, что классическая физика при больших скоростях, соизмеримых со скоростью света, неверна.

Чтобы спасти классическую физику, ученые приняли гипотезу о движении света в эфире, находящемся между частицами воды и воздуха. Если предположить, что эфир не увлекается частицами вещества при их движении или увлекается частично в зависимости от величины показателя преломления, то становится понятным объяснение опыта Физо с позиций классической физики: скорость движения частиц вещества не передается полностью находящемуся между частицами эфиру и поэтому не складывается со скоростью света в эфире в соответствии с правилом сложения скоростей, и для среды с показателем преломления, близким к единице, эфир остается неподвижным.

Таким образом была принята гипотеза существования неподвижного мирового эфира, согласно которой все тела Вселенной движутся в неподвижном мировом эфире. Такая гипотеза объясняла опыт Физо и спасала классическую физику.

Забегая вперед, укажем допущенную этой гипотезой роковую ошибку. Опыт Физо, проводившийся на Земле, свидетельствует о том, что движущееся на Земле вещество не увлекает околоземной эфир. Достаточно было предположить, что только околоземный эфир неподвижен относительно Земли, а не выдвигать гипотезу о неподвижности всего мирового эфира.

Но поскольку гипотеза была принята, перед учеными возник вопрос о ее экспериментальном подтверждении. Известно, что Земля в своем движении вокруг Солнца имеет скорость

$V = 30$ км/с. Поэтому, если поставить опыт по обнаружению этой скорости движения Земли в мировом неподвижном эфире, то тем самым можно будет подтвердить справедливость гипотезы. Технически такой опыт осуществить трудно, и лишь спустя 30 лет после опыта Физо, то есть в 1881 году, впервые этот уникальный опыт был осуществлен американским ученым А. Майкельсоном.

2.1.3. Опыт Майкельсона

> Опыт Майкельсона — величайший из всех отрицательных опытов в истории науки.
>
> Дж. Бернал

Ученые рассчитывали на то, что исключительно высокая скорость света в сочетании с необычайной миниатюрностью его носителя — фотонов — позволит уловить ничтожное влияние заполняющего все пространство эфира. Приняв неподвижный и невесомый эфир за реальную сущность, ученые полагали, что скорость Земли относительно этой субстанции можно определить следующим образом. Поскольку Земля движется в пространстве, на что указывает ее вращение вокруг Солнца, постольку она перемещается в эфире. Если находящийся на Земле наблюдатель сумеет измерить скорость луча света, движущегося в направлении, совпадающем с направлением движения Земли (по течению в эфире), а также скорость встречного луча света (против течения в эфире), то он легко сможет убедиться в различии этих скоростей.

Хитроумно приспособив для такого рода измерений высокочувствительный интерферометр, американский физик А. Майкельсон произвел свой знаменитый опыт, на основании которого рассчитывал получить различие скоростей в виде интерференционной картины. Каково же было удивление, когда никакого наложения оптических волн в зрительной трубе не получилось! Оказалось, что фотонам совершенно безразлично, куда лететь — по течению, против течения или же куда-то вбок [21, с. 27].

Вывод напрашивался один: движения Земли через эфир нет, а, следовательно, гипотеза неподвижного мирового эфира, на которую классическая физика возлагала большие надежды, неверна.

Для спасения гипотезы неподвижного мирового эфира голландский ученый Лоренц (одновременно с американским ученым Фицджеральдом) предложил гипотезу сокращения размеров тела в направлении движения. Достаточно было предположить, что предметы, движущиеся против течения эфира, изменяют свои размеры, сокращаются по мере приближения их скорости к скорости света. Считается, что в опыте Майкельсона действительно происходит «лоренцево» сокращение размеров тел, что, якобы, является экспериментальным подтверждением преобразований Лоренца, из которых математически следует это сокращение [20, с. 35].

Правда, Гендрика Лоренца с его высокой научной щепетильностью очень смущало, что его идея была придумана, как принято говорить, по случаю, специально для объяснения конкретного эксперимента. Он писал: «Подобному введению особых гипотез для каждого нового опыта присуща... некоторая искусственность» [69, с. 53]. Иными словами, Лоренц ощущал разрыв между своей гипотезой и построениями всей предыдущей физики. А гипотезу все-таки выдвинул! Причем, как оказалось, она верно описывала факты, но неверно их объясняла.

Из преобразований Лоренца была получена также основная черта релятивистской кинематики — независимость скорости света от движения источника [18, с. 510].

Последствия эксперимента Майкельсона оказались судьбоносными практически для всех научных идей XX века.

2.1.4. Изгнание эфира

> Но история науки не ограничивается перечислением успешных исследований. Она должна сказать нам и о безуспешных исследованиях и объяснить, почему некоторые из самых способных людей не смогли найти ключа знания и как репутация других дала лишь большую опору ошибкам, в которые они впали.
>
> *Максвелл*

Для дальнейшего развития теоретической физики нужна была теория, которая могла бы разрешить очередной сложившийся кризис. Долгое время попытки ученых в этом вопросе были тщетны. И лишь спустя почти четверть века после первого опыта Майкельсона выход из создавшегося положения в 1905 году предложил молодой Альберт Эйнштейн, опубликовав свою первую работу по теории относительности «К электродинамике движущихся тел».

Анализируя результаты опытов Физо и Майкельсона, Эйнштейн в своей работе приходит к выводу, что следует отказаться от введения понятия эфира, так как предположение о том, что эфир покоится одновременно в двух системах (в системе, связанной с Землей, в опыте Майкельсона и в неподвижной системе в опыте Физо), является абсурдным.

В свое время опыт Физо был объяснен наличием мирового неподвижного эфира, в котором движутся все тела. Опыт Майкельсона опроверг эту гипотезу: скорость света относительно Земли всегда имела одно и то же значение независимо от того, движется ли Земля в направлении движения луча света или навстречу лучу. Это можно было бы объяснить движением Земли вместе с околоземным эфиром, в котором распространяется луч света. О возможности такого объяснения говорит и Эйнштейн, но тогда становится непонятным опыт Физо, показавший, что тело не движется вместе с эфиром.

Как было установлено наукой много позднее, перемещающееся на Земле тело в опыте Физо действительно не движется вместе с эфиром внутри тела, так как этот эфир удерживается силой гравитации Земли.

Однако Эйнштейн приходит к отказу от эфира не только на основании анализа опытов Физо и Майкельсона, но и в результате анализа всей истории развития физики, показанной в великолепно написанной книге «Эволюция физики».

Не найдя механического объяснения эфира, Эйнштейн выносит смертельный приговор эфиру: «Все наши попытки сделать эфир реальным провалились. Он не обнаружил ни своего механического строения, ни абсолютного движения... Все попытки открыть свойства эфира привели к трудностям и противоречиям. После стольких неудач наступает момент, когда следует совершенно забыть об эфире и постараться никогда больше не упоминать о нем» [20, с. 34].

Обосновав отказ от эфира и то, что все явления в природе нельзя объяснить с механистической точки зрения, Эйнштейн приходит к мысли о несовершенстве основ классической физики. Он задумывает теорию, которая исправила бы основы классической физики, помогла выйти из создавшегося кризиса и послужила бы основой для дальнейшего развития теоретической физики.

Созревший в физике кризис указывал на необходимость смены парадигмы в естествознании.

Содержательная база парадигм в естествознании всегда строилась на выборе соответствующего принципа относительности, соответствующей геометрии пространства и постулировании существования некой универсальной среды, переносящей взаимодействия. Во времена Ньютона господствовали геометрия Евклида, принцип относительности Галилея, а на роль субстанции, переносящей взаимодействия, претендовал эфир. И вот эфир был отвергнут. Одна из трех опор, поддерживающих старую парадигму, рухнула. Но оказывается, к концу XIX века и две другие были сильно подточены.

Давайте вспомним, каким представлялся мир ученым во времена Ньютона. Абсолютное, везде одинаковое, ни с чем не связанное, ни от чего не зависящее время. Абсолютное, всюду однородное пространство, с абсолютной, везде одинаковой и тоже ни от чего не зависящей геометрией. В таком абсолютном пространстве и таком абсолютном времени существует, подчиняясь физическим законам, вся материя. Например, закон всемирного тяготения определяет зависимость силы взаимного притяжения тел от величины их масс и расстояния между ними. И, конечно, все ученые были убеждены, что ни массы, ни силы, ни связывающие их законы не зависят от времени и пространства, так же как время и пространство ни от чего не зависят.

И вот в 1826 году дерзкий смутьян из России Н. И. Лобачевский заявил: «Это не так. С силами, с массами тесно связано само время, от них зависит и строение пространства, то есть его геометрия» [105, с. 51].

Но что означает зависимость геометрии от сил или от масс? Она означает, что пространство не является абсолютным и однородным, что геометрия его определяется величиной и распределением масс. Нет абсолютного, ни от чего не зависящего пространства, одинакового для всех. Нет и абсолютного времени, которое для всех текло бы совершенно одинаково. То есть наше реальное пространство оказывается неевклидовым. Искривление пространства прямо следует из основного уравнения Н. И. Лобачевского. Таким образом, путы, сковавшие геометрию со времен Евклида, первым разорвал Н. И. Лобачевский. Он построил более широкую геометрическую систему — пангеометрию, которая не отвергала, не сменяла геометрию Евклида, а просто отвела ей скромное место частного случая. Позже Б. Риман расширил содержание геометрии так, что и творение Лобачевского стало частным случаем. Геометрия Евклида представляла геометрию пространства с нулевой кривизной, геометрия Лобачевского — с отрицательной кривизной, а геометрия Римана — с положительной кривизной.

Таким образом, необходимость разработки новой парадигмы в начале XX века была очевидна: эфир отвергнут, пространство — неевклидово (имеет кривизну) и не абсолютно.

И вот в такой ситуации Эйнштейн взялся за разработку новой теории относительности, которая для современной физики явилась тем же, чем была для классической физики механика Ньютона.

Все просто, когда уже найдено. И как неимоверно сложно, пока неизвестно, на каких подступах искать.

2.1.5. Немного о теории относительности

> Ньютон, прости меня. В свое время ты нашел тот единственный путь, который был пределом возможного для человека величайшего ума и творческой силы.
>
> *А. Эйнштейн* [105, с. 273]

Уже в первой работе по теории относительности «К электродинамике движущихся тел» Эйнштейн отмечает, что эта теория базируется на двух основных принципах, принимаемых в качестве исходных постулатов.

Первый постулат является обобщением принципа относительности Галилея на любые физические процессы. Второй постулат выражает принцип постоянства скорости света.

Следуя своей философской концепции о том, что теория должна вытекать из опыта, Эйнштейн ставит свет в особое положение — канонизирует его, считая, что свет относительно любых движущихся тел всегда имеет одну и ту же скорость. Мысль о таком особом положении света настолько овладевает Эйнштейном, что он возводит ее в закон постоянства скорости света, сформулированный им в работе «О принципе относительности» следующим образом: «...Закон постоянства скорости света в пустоте должен выполняться для движущихся относительно друг друга наблюдателей таким образом, что один и тот же луч света имеет одну и ту же скорость относительно всех этих наблюдателей» [20, с. 37].

Этот закон становится важной основой для разработки специальной теории относительности (СТО).

Следует отметить, что сегодня в мире ученых отношение к СТО двоякое. Большая часть ученых считает специальную теорию относительности современной физической теорией пространства—времени [70, с. 55]. Другая часть ученых относится к СТО крайне отрицательно, считая ошибочными закон постоянства скорости света и преобразования Лоренца, использованные в качестве математической основы этой теории [20, 22, 79].

Но два постулата, лежащие в основе СТО, несовместимы, поскольку, согласно принципу относительности Галилея, один и тот же луч света не может иметь одну и ту же скорость относительно наблюдателей, движущихся относительно друг друга.

Эйнштейн упорно ищет выход из создавшегося положения и находит его в пересмотре важнейших положений классической физики — абсолютности пространства и времени.

Опираясь на геометрию Римана и Лобачевского, Эйнштейн вводит понятия относительности пространства и времени, под которой понимается изменение размеров тела (пространства) и хода времени в разных системах отсчета. То есть, если пространство и время относительны, то размер единицы длины (например, метра) и длительность единицы времени (например секунды) в подвижной и неподвижной системах отсчета имеют разные величины.

В работе «Что такое теория относительности?» Эйнштейн отмечает, что принципы относительности и постоянства скорости света являются непримиримыми, но «специальная теория относительности сумела их примирить ценой видоизменения кинематики, иначе говоря, ценой изменения физических представлений о пространстве и времени» [70, с. 60].

Ну как тут не вспомнить шутливое стихотворение неизвестного, к сожалению, автора:

> Был мир земной кромешной тьмой окутан.
> Да будет свет! И вот явился Ньютон!
> Но сатана недолго ждал реванша:
> Пришел Эйнштейн и стало все, как раньше.

Итак, в специальной теории относительности Эйнштейн обосновал новую кинематику, базирующуюся на относительности пространства и времени, благодаря чему ему удалось выдвинутый им закон постоянства скорости света подчинить принципу относительности.

Кроме того, в специальной теории относительности Эйнштейну удалось установить органическую связь между пространством и временем и объединить их в единый пространственно-временной континуум — «пространство-время». Оказалось, что для описания физических процессов необходимо использовать четырехмерное пространство-время, положение точки в котором определяется тремя пространственными координатами X, Y, Z и временной координатой ct, где c = 300 000 км/с — скорость света в пустоте [70, с. 74]. Геометрические свойства такого пространства-времени описываются геометрией Евклида.

Это положение специальной теории относительности не вызывает противоречивых суждений со стороны ученых.

Разработав специальную теорию относительности, Эйнштейн задумывается о том, как на новую научную базу поставить вопросы гравитации, то есть как разработать теорию гравитации (тяготения). Такая теория была им разработана в общей теории относительности (ОТО), называемой также теорией тяготения.

Закон всемирного тяготения Эйнштейна сформулирован так: движение масс вызывается искривлением пространства, искривление пространства вызывается населяющей его материей [105, с. 273].

Эйнштейн заменил бесконечную «плоскую ньютонову» Вселенную безграничной, но конечной Вселенной. Конечное пространство по необходимости должно быть замкнутым и искривленным, подобно тому, как искривляется любая замкнутая поверхность.

Согласно теории тяготения, геометрические свойства пространства-времени зависят от распределения в пространстве тяготеющих масс и их движения. Подобно тому, как вокруг движущихся электрических зарядов создается электромагнитное поле, так в пространстве, окружающем всякое тело, создается поле тяготения.

Вся безграничная Вселенная наполнена телами, будь то гигантские звезды или мельчайшие частицы космической пыли. Массы этих тел (величина масс, их взаимное расположение, их относительное движение) создают поля тяготения, гравитационные поля, которые существуют и меняются в пространстве и времени. И свойства этих полей накладывают неизгладимый отпечаток на то пространство и то время, в котором они существуют. Тяготеющие массы искривляют четырехмерный мир пространства-времени, в котором движутся тела. В свою очередь, это искривленное пространство-время-поле тяготения определяет движение масс, их траекторию и их скорость.

Получается тесная взаимная связь: массы рождают поле, поле управляет движением, поведением масс.

Геометрия такого искривленного четырехмерного мира уже не будет евклидовой.

Таким образом, тела, создающие гравитационные поля, «искривляют» реальное трехмерное пространство и по-разному изменяют ход времени в различных его точках. Поэтому движение тела в поле тяготения оказалось возможным рассматривать как движение по инерции, но в искривленном пространстве-времени.

Подводя итоги, можно сказать, что Эйнштейн впервые показал глубокую взаимосвязь абстрактного геометрического понятия кривизны пространства-времени с физическими проблемами гравитации. Ему удалось представить гравитационные поля через кривизну четырехмерного пространства-времени.

Своей выдающейся работой по теории относительности Эйнштейн разорвал путы, сковавшие механику. Теория относительности не отвергла механику Ньютона. Она отвела ей более скромное место науки, справедливой для движений, медленных по сравнению со скоростью распространения света.

На основании своей теории Эйнштейн предсказал два неизвестных ранее эффекта — искривление траектории светового луча в поле тяготения и уменьшение частоты света, проходящего вблизи больших масс, — и объяснил странности в смещении перигелия Меркурия. Эти эффекты теория тяготения Ньютона не объясняла. Когда эффекты, указанные Эйнштейном, были подтверждены экспериментально, общая теория относительности получила всеобщее признание.

«Создание ОТО представлялось мне тогда и представляется сейчас величайшим достижением человеческого мышления в познании природы, поразительным сочетанием философской глубины, физической интуиции и математического искусства», — писал один из основателей квантовой механики Макс Борн [105, с. 286].

В теории относительности материальной средой, взаимодействующей с тяготеющими телами, является само Мировое пространство. Оно взяло на себя некоторые (но далеко не все) функции прежнего эфира. После того, как максвеллово понятие поля было распространено Эйнштейном и на гравитацию, физические поля приняли на себя обязанность передачи действия. Потребность в прежнем эфире исчезла. С появлением теории относительности, поле стало первичной физической реальностью, а не следствием какой-то другой реальности.

Само свойство упругости, столь важное для эфира, оказалось у всех материальных тел связанным с электромагнитным взаимодействием частиц. Говоря иными словами, не упругость эфира давала основу электромагнетизму, а электромагнетизм служил основой упругости вообще.

Упругие свойства «пустого» пространства описываются десятью так называемыми вакуумными уравнениями Эйнштейна [110, с. 7], которые не содержат никаких констант и записаны в криволинейных координатах [23, с. 67]. Позже академик Я. Б. Зельдович выскажет следующее предположение по поводу упругости пространства: «...Вакуумные уравнения Эйнштейна описывают упругость пространства. Может быть, эта упругость целиком определяется эффектами поляризации вакуума» (69, с. 103). Как показало время, Зельдович оказался прав.

Так что же, значит, мировая материальная среда стала физике не нужна? Значит, надо возвращаться к пустоте? Пожалуй, следует сказать так: эфир в свое время действительно придумали потому, что он был нужен; в начале XX века надобность в старом эфире со всем набором противоречивых свойств отпала; однако, как полагал сам творец теории относительности, некая вездесущая материальная среда все-таки должна была существовать и обладать определенными свойствами.

Позднее эту новую материальную среду Эйнштейн вновь предлагал назвать эфиром. В двадцатые годы нашего столетия, уже после публикации классических трудов по специальной и общей теории относительности Эйнштейн не раз повторял в статьях: «Эфир существует. Согласно общей теории относительности, пространство немыслимо без эфира...»; «Мы не можем в теоретической физике обойтись без эфира, то есть континуума, наделенного физическими свойствами» [69, с. 56].

Но «континуум, наделенный физическими свойствами», — это не прежний эфир. У Эйнштейна определенными (новыми для науки) физическими свойствами наделяется само пространство. Для общей теории относительности этого достаточно, никакая особая материальная среда сверх того в этом пространстве ей не нужна. В конце концов, общая теория относительности есть теория гравитации — не больше и не меньше. Однако само пространство с новыми физическими свойствами можно было бы вновь назвать эфиром.

Но в современной физике «власть над миром» вместе с теорией относительности делит квантовая теория поля. Она же, со своей стороны, обнаружила в пространстве Эйнштейна весьма специфическую материальную среду с необычными свойствами. Материальная среда, общая для теории относительности и для квантовой теории поля, была названа физическим вакуумом. Наука не решилась снова вернуться к термину «эфир».

Итак, в начале XX века была принята в естествознании новая научная парадигма, содержательной базой которой являлись принцип относительности Эйнштейна, геометрия пространства Римана—Эйнштейна и универсальная материальная среда — физический вакуум.

В заключение стоит подчеркнуть, что ни одна другая теория не оказала такого революционного влияния на физику и науку в целом, как теория относительности Эйнштейна (по масштабам теорию Эйнштейна можно сравнить только с теорией Ньютона, заложившего основы современного естествознания). Отказавшись от привычных представлений, Эйнштейн предложил совершенно новые толкования пространства, времени и массы, что потребовало коренной перестройки основных понятий и идей.

Как любопытный факт, отметим, что Эйнштейн не получил Нобелевской премии ни за одну из своих работ по теории относительности. (В 1921 году он был удостоен Нобелевской премии за теорию фотоэффекта, опубликованную еще в 1905 году.) Это, несомненно, свидетельствует о том, что теория относительности показалась прежним нобелевским лауреатам, обсуждавшим новые кандидатуры, слишком радикальной [79, с. 428].

2.1.6. О квантовой механике

> Те, кого первое знакомство с квантовой теорией не повергло в шок, скорее всего, вовсе ее не поняли.
>
> *Макс Борн*

В начале XX века были обнаружены две группы явлений (казалось, не связанные между собой), свидетельствующие о неприменимости механики Ньютона и классической электродинамики Максвелла к процессам, происходящим в атоме. Первая группа явлений была связана с установлением на опыте двойственной природы света — дуализмом света; вторая — с невозможностью на основе классических представлений объяснить существование устойчивых атомов, а также их оптические спектры.

Установление связи между этими группами явлений и попытки объяснить их привели, в конечном счете, к открытию законов квантовой механики.

Впервые понятие кванта было введено немецким физиком М. Планком в 1900 году. Исходя из результатов экспериментов, он высказал идею о том, что свет испускается не непрерывно (как это следовало из классической теории излучения), а определенными дискретными порциями-квантами. Позднее, развивая идею Планка, Эйнштейн предположил, что свет не только испускается и поглощается, но и распространяется квантами, то есть дискретность присуща самому свету: свет состоит из отдельных порций — световых квантов, позднее названных фотонами. Кроме того, Эйнштейн обосновал идею квантования энергии — деления энергии на порции [18, с. 254].

В 1922 году американский физик А. Комптон экспериментально доказал, что свет обладает и волновыми, и корпускулярными свойствами, то есть свет является одновременно и волной, и частицей. Возникло логическое противоречие: для объяснения одних явлений необходимо было считать свет волной, а для объяснения других явлений — корпускулой. «Фундаментальные физические сущности микромира — частицы и волны — выявили невиданную ранее в опытах способность заявлять о себе лишь в момент их наблюдения, проявляясь или как волна, или как частица» [35, с. 4].

По существу именно разрешение этого противоречия и привело к созданию физических основ квантовой механики.

В 1924 году французский физик Луи де Бройль выдвинул гипотезу о всеобщем корпускулярно-волновом дуализме, по которой не только фотоны, но и все «обыкновенные частицы» (протоны, нейтроны, электроны и т. д.) также обладают волновыми свойствами. Позднее эта гипотеза была подтверждена экспериментально.

Австрийский физик Э. Шредингер в 1926 году вывел уравнение, описывающее поведение таких «волн» во внешних силовых полях. Так возникла волновая механика, а уравнение Шредингера явилось основным уравнением нерелятивистской квантовой механики. А в основу релятивистской квантовой механики легло релятивистское уравнение, описывающее движение электрона во внешнем силовом поле, полученное английским физиком П. Дираком двумя годами позже.

Окончательное формирование квантовой механики как последовательной теории произошло после появления работ В. Гейзенберга о принципе неопределенности и Н. Бора о принципе дополнительности.

О принципах неопределенности и дополнительности

Принцип неопределенности утверждает, что «любая физическая система не может находиться в состояниях, в которых координаты ее центра инерции и импульс одновременно принимают вполне определенные точные значения» [18, с. 465]. Что это значит?

Существенной чертой микроскопических объектов является их корпускулярно-волновая природа. Состояние частицы полностью определяется волновой функцией. Частица может быть обнаружена в любой точке пространства, в которой волновая функция отлична от нуля. Поэтому результаты экспериментов по определению, например, координаты, имеют вероятностный характер. Это означает, что при проведении серии одинаковых опытов над одинаковыми системами каждый раз будут получаться разные результаты. Однако некоторые значения будут более вероятными, чем другие, то есть будут появляться чаще. Причем, чем точнее будет определена координата, тем менее точным будет значение импульса.

Таким образом, квантовые «законы» не имеют абсолютной природы законов Ньютона, вся квантовая теория строится на вероятности. И если классическая физика может предсказать точные результаты еще до эксперимента, то квантовая физика может предсказать только вероятности.

К принципу дополнительности, сформулированному Н. Бором, физики пришли, когда обнаружили, что при экспериментах с элементарными частицами исследователь сам же с помощью своих собственных действий себе мешает. Принцип Бора гласит: получение в эксперименте информации об одних физических величинах, описывающих микрообъект, неизбежно связано с потерей информации о некоторых других величинах, дополнительных к данным [69, с. 71].

Об элементарных частицах мы что-то узнаем обычно по результатам их встреч с другими частицами, играющими роль зондов. В квантовом мире такие встречи частиц изменяют их свойства. А приборы, в которых мы регистрируем частицы, по своей природе всегда — объекты макроскопические. Прибор искажает то, что исследует. Сам акт наблюдения изменяет наблюдаемое. Объективная реальность зависит от прибора, то есть, в конечном счете, от произвола наблюдателя. Последний превращался, таким образом, из зрителя в действующее лицо. Поэтому один из «отцов» квантовой механики Н. Бор считал, что натуралист познает не саму реальность, а лишь собственный контакт с ней [35, с. 4].

Некоторые физики, например Е. Вагнер, начали изучать вопрос о влиянии сознания наблюдателя на результаты измерений квантовой физики [50, с. 220].

В результате всей этой неопределенности, вероятности и дополнительности Нильс Бор дал так называемую «копенгагенскую» интерпретацию сути квантовой теории: «Раньше было принято считать, что физика описывает Вселенную. Теперь мы знаем, что физика описывает лишь то, что мы можем сказать о Вселенной» [94, с. 81]. Из всего вышесказанного можно сделать вывод, что «копенгагенизм» постулирует Вселенную, которая магически создается человеческой мыслью.

По этому поводу Эйнштейн как-то сказал, что если, согласно квантовой теории, наблюдатель создает или частично создает наблюдаемое, то мышь может переделать Вселенную, просто посмотрев на нее. Поскольку это кажется абсурдом, Эйнштейн заключил, что в квантовой физике содержится какой-то большой нераспознанный изъян.

Как же в таком случае следует расценивать фундаментальную неопределенность (индетерминизм) в квантовой теории?

Можно предположить, что индетерминизм лежит в основе Мира, а обсуждаемая особенность квантовой теории есть адекватное отображение этого Мира. Именно этой точки зрения придерживались Бор, Гейзенберг, Борн, Дирак, Паули и многие другие.

Но существовало и другое мнение, а именно: в основе природы лежит какая-то разновидность детерминизма (определенности), например, статистического характера в духе скрытых параметров, которая пока ускользает из поля зрения исследователей. Такой точки зрения придерживались Планк, Эйнштейн, Де Бройль, Шредингер, Лоренц, которые с самого начала отвергали «копенгагенизм», настаивая на том, что в конце концов будет найден способ утвердить «реальность» даже в квантовом мире [109, с. 20].

В частности, Эйнштейн считал, что квантовая теория в существующем виде просто является незаконченной. То есть то, что мы пока не можем избавиться от неопределенности, не свидетельствует об ограниченных возможностях научного метода, как утверждал Бор, а говорит лишь о незавершенности квантовой механики. В конце концов, аргумент Эйнштейна вырос в гипотезу о существовании так называемой скрытой переменной.

Можно только поражаться титанической интуиции Эйнштейна, более 30 лет боровшегося с тем направлением развития, которое приняла квантовая физика при его жизни: «...Я беспрестанно искал другой путь для решения квантовой загадки... Эти поиски обусловлены глубокой, принципиального характера неприязнью, которую мне внушают основы статистической квантовой теории» [79, с. 435]. Эйнштейн выступал против принципа неопределенности, за детерминизм, против той роли, которую в квантовой механике отводят акту наблюдения (влиянию измерительного прибора). Он полагал, что квантовая теория может стать более совершенной на пути расширения общего принципа относительности [26, ч. 2, с. 48].

Внешнюю, открытую борьбу Эйнштейн вел долго и упорно. Он шел с открытым забралом на защиту своих интересов, придумывал все новые, самые изощренные аргументы и опыты — экспериментальные и логические — для доказательства своей правоты. Потом Н. Бор не раз отмечал, насколько важной и плодотворной для развития квантовой механики стала эта длительная дуэль с Эйнштейном. Признавая себя побежденным в каждом бою, Эйнштейн продолжал верить, что истина все же на его стороне, и страстно продолжал искать ее. Потому что истина была для него дороже всего.

В 1947 году Эйнштейн писал Максу Борну, одному из основоположников квантовой механики: «В наших научных взглядах мы развились в антиподы. Ты веришь в играющего в кости Бога, а я — в полную закономерность объективно сущего... В чем я твердо убежден, так это в том, что в конце концов остановятся на теории, в которой закономерно связанными будут не вероятности, но факты» [79, с. 435]. Как показало дальнейшее развитие науки, Эйнштейн оказался прав.

Однако существование двух принципиально различных направлений в подходе к квантовой физике характеризует кризис в понимании физической реальности, который длится вот уже более полувека. Буквально до последнего времени дискуссии подлежали следующие вопросы [26, ч. 1, с. 9].

1. Что такое волновая функция в уравнениях Шредингера и Дирака, то есть какое физическое поле она представляет?
2. Существуют ли детерминизм и причинность в области микромира?
3. Каков образ квантовой частицы?
4. Полна ли квантовая механика?

На все эти вопросы удалось найти ответ только в последнее десятилетие уходящего века.

О теореме Белла

В 1965 году доктор Джон С. Белл опубликовал работу, которую физики кратко называют «теоремой Белла» [94, с. 181].

Теорема Белла утверждает: если некоторая объективная Вселенная существует и если уравнения квантовой механики структурно подобны этой Вселенной, то между двумя частицами, когда-либо входившими в контакт, существует некоторый вид нелокальной связи.

Стоит напомнить, что классический тип нелокальной связи — это «магическая» связь.

Все доквантовые модели мира, включая теорию относительности Эйнштейна, предполагали, что любые корреляции (взаимозависимости) требуют связей. В ньютоновской физике — связь механическая и детерминистская; в термодинамике — механическая и статистическая; в электромагнетизме эта связь выступает как пересечение или взаимодействие полей; в теории относительности — как результат искривления пространства, но в любом случае корреляция предполагает некоторую связь. В качестве простой модели мира все физики доквантовой эпохи принимали биллиардный стол. Если лежащий на нем шар приходит в движение, причина лежит в механике (удар другого шара), полях (воздействие электромагнитного поля толкает шар в определенном направлении) или геометрии (стол наклонен). Но без причины шар двигаться не будет [36, с. 12].

Однако Белл математически очень точно доказал, что должны иметь место нелокальные эффекты, если квантовая механика действует в наблюдаемом мире. То есть, если на биллиардном столе шар А внезапно поворачивается по часовой стрелке, то в этот же момент на другом конце стола шар Б так же внезапно повернется против часовой стрелки.

Действительно, экспериментально был открыт ряд эффектов, объяснить которые можно было только влиянием некой потусторонней силы. Например, парадокс Эйнштейна—Подольского—Розена (ЭПР-парадокс). Когда ученые в сильном магнитном поле расщепили частицу атома, обнаружилось, что разлетающиеся осколки мгновенно имеют информацию друг о друге. Между осколками распавшейся частицы сохраняется связь, вроде переносной рации, так что каждый в любой момент знает, где находится другой и что с ним происходит [76, с. 232]. Поскольку никакого разумного объяснения этому факту не было, среди научной общественности практически единодушно существовало мнение, что ЭПР-парадокс имеет «метафизический» характер [109, с. 21].

В теореме Белла, которую весьма тщательно проверил физик Д. Бом, нет ошибок, а подтверждающие ее эксперименты были многократно повторены доктором А. Аспектом из Орсе [96, с. 279). Причем нелокальные корреляции так же четко проявлялись в эксперименте, как и в уравнениях (в теории).

Теорема Белла поставила ученых перед выбором между двумя «неприятностями»: либо примириться с фундаментальной неопределенностью квантовой механики, либо, сохранив классическое представление о причинности, признать, что в природе действует нечто вроде телепатии (эйнштейновская нелокальность).

С точки зрения Бома, эксперименты Аспекта поддержали позиции нелокальных скрытых переменных, существование которых предположил Эйнштейн.

Учитывая необычность и важность теоремы Белла, подтвержденной экспериментально, еще раз подчеркнем ее суть: не существует изолированных систем; каждая частица Вселенной находится в «мгновенной» связи со всеми остальными частицами. Вся Система, даже если ее части разделены огромными расстояниями и между ними отсутствуют сигналы, поля, механические силы, энергия и т. д., функционирует как Единая Система [96, с. 278]. При этом мгновенная «связь», описываемая теоремой Белла, не требует затрат энергии.

Доктор Джек Саффатти высказал предположение, что средством белловской связи должна служить информация. А физик доктор Э. Г. Уокер считал, что неизвестным элементом, передвигающимся быстрее света и соединяющим систему воедино, является «Сознание».

Забегая вперед, укажем, что, согласно современным научным исследованиям, Сознание следует понимать как высшую форму развития информации — творящую информацию. Носителем информации в Тонком Мире являются торсионные поля, которые распространяются мгновенно и без затрат энергии. И сегодня, например, после разработки концепции физического вакуума ЭПР-парадокс объясняется как особого рода торсионное взаимодействие [109, с. 8]. А это предполагает связь торсионного взаимодействия с эйнштейновской нелокальностью. Совсем недавно еще раз были поставлены корректные эксперименты (Беннет, Зайлинер), доказывающие обоснованность ЭПР-парадокса и подтверждающие идею о том, что *сознание есть физическая реальность* [114, с. 25].

2.1.7. Море Дирака

Создателям квантовой механики поначалу было не до эфира, им хватало забот с непривычным новым миром, где энергия дробилась на порции, волна оказывалась частицей, а частица — волной.

Но теория относительности и теория квантовой механики должны были встретиться и начать как-то учитывать открытия, сделанные каждой из них, уже потому, что элементарные частицы способны двигаться почти со скоростью света, а фотоны же вообще движутся только со световой скоростью.

Частица и античастица

Первым начал процесс объединения двух теорий английский физик Поль Дирак. Частиц тогда — к 1928 году — было известно только три: фотон, электрон и протон. Фотон — элементарная частица, квант электромагнитного излучения (в узком смысле — света); электрон — элементарная частица, обладающая положительной энергией и отрицательным (как условились считать) зарядом, был открыт Томсоном в 1891 году; протон — стабильная элементарная частица, ядро атома водорода.

Самым «старым» был электрон. С ним физики были знакомы уже десятки лет. Понятно, что с электронов и следовало начинать.

Поль Дирак составил уравнение, которое описывало движение электронов с учетом законов и квантовой механики и теории относительности и получил неожиданный результат. Формула для энергии электрона давала два решения: одно соответствовало уже знакомому электрону, частице с положительной энергией, другое — частице, у которой энергия была отрицательной. В квантовой теории поля состояние частицы с отрицательной энергией интерпретируется как состояние античастицы, обладающей положительной энергией и положительным зарядом [18, с. 163].

Дирак обратил внимание на то, что нереальные частицы с отрицательной энергией возникают из своих положительных «антиблизнецов». Используя результаты экспериментов швейцарского ученого В. Паули, Дирак сделал потрясающий вывод: «Этот океан (физический вакуум) заполнен электронами без предела для величины отрицательной энергии, и поэтому нет ничего похожего на дно в этом электронном океане» [69, с. 16]. Сравнение с океаном (или морем) оказалось удачным. Вакуум нередко называют «морем Дирака». Мы не наблюдаем электронов с отрицательной энергией именно потому, что они образуют сплошной невидимый фон, на котором происходят все мировые события [83, с. 16].

Чтобы лучше понять это положение, рассмотрим такую аналогию. Человеческий глаз видит только то, что движется относительно него. Очертания неподвижных предметов мы различаем только потому, что человеческий зрачок сам постоянно движется. А многие животные (например, лягушка), не обладающие таким аппаратом зрения, способны, не двигаясь, видеть только движущиеся предметы.

Все мы, живущие в «море Дирака», оказываемся по отношению к нему в положении лягушки, застывшей на берегу пруда в ожидании неосторожного насекомого. Летящее насекомое она увидит и не шелохнувшись, а пруд в безветренную погоду, без бегущей по воде ряби, для нее невидим. Так и для нас: фоновые электроны мы не видим, а в роли насекомого выступают редкие по сравнению с фоновыми электронами частицы с положительной энергией.

В 1956 году П. Дирак приезжал в Москву и выступил там с лекцией «Электроны и вакуум». Он напомнил в ней, что мы не так уж редко встречаемся в физике с объектами, вполне реально существующими и тем не менее до случая никак себя не проявляющими. Например, невозбужденный атом, находящийся в состоянии наименьшей энергии. Он не излучает, значит, если на него никак не действовать, он останется ненаблюдаемым. В то же время мы точно знаем, что и такой атом не представляет собой нечто неподвижное: электроны движутся вокруг ядра, и в самом ядре идут обычные процессы.

Океан ненаблюдаем только до тех пор, пока на него не подействуют определенным образом. Когда же в «море Дирака» попадает, скажем, богатый энергией световой квант — фотон, то он при определенных условиях заставляет «море» выдать себя, выбивая из него один из многочисленных электронов с отрицательной энергией. И, как утверждает теория, родятся сразу две частицы, которые можно будет обнаружить экспериментально: электрон с положительной энергией и отрицательным электрическим зарядом и антиэлектрон тоже с положительной энергией, но еще и с положительным зарядом.

В подтверждение теории Дирака в 1932 году американский физик К. Д. Андерсон экспериментально обнаружил антиэлектрон в космических лучах и назвал эту частицу позитроном [18, с. 59].

Теперь уже доказано, что для каждой элементарной частицы в нашем мире существует и античастица.

Все это не придумано, а открыто, обнаружено, тысячекратно проверено и перепроверено. А теоретической основой для открытий послужил дираковский физический вакуум.

Знаменитый физик В. Гейзенберг подчеркивал принципиальное значение работ Дирака над проблемой вакуума. До них считалось, что вакуум есть чистое «ничто», которое, что бы с ним ни делать, каким преобразованиям ни подвергать, измениться неспособно, всегда оставаясь все тем же ничем. Теория Дирака открыла путь к преобразованиям вакуума, в которых прежнее «ничто» обращалось бы во множество пар частица-античастица.

Виртуальные частицы

Одной из особенностей вакуума является наличие в нем полей с энергией, равной нулю и без реальных частиц. Это электромагнитное поле без фотонов, это пионное поле без пи-мезонов, электронно-позитронное поле без электронов и позитронов.

Но раз есть поле, то оно должно колебаться. Такие колебания в вакууме часто называют нулевыми, потому что там нет частиц. Удивительная вещь: колебания поля невозможны без движения частиц, но в данном случае колебания есть, а частиц нет! Как это можно объяснить? Физики считают, что при колебаниях рождаются и исчезают кванты. Колеблется электромагнитное поле — рождаются и пропадают фотоны, колеблется пионное поле — появляются и исчезают пи-мезоны и т. д. Физика сумела найти компромисс между присутствием и отсутствием частиц в вакууме. Компромисс такой: частицы рождаются при нулевых колебаниях, живут очень недолго и исчезают. Однако получается, что частицы, рождаясь из «ничего» и приобретая при этом массу и энергию, нарушают тем самым неумолимый закон сохранения массы и энергии. Тут вся суть в том «сроке жизни», который отпущен частицам: он настолько краток, что «нарушение» законов можно лишь вычислить теоретически, но экспериментально это наблюдать нельзя. Родилась частица из «ничего» и тут же умерла. Например, время «жизни» мгновенного электрона, примерно, 10^{-21} секунды, а мгновенного нейтрона 10^{-24} секунды. Обычный же свободный нейтрон живет минуты, а в составе атомного ядра даже неопределенно долго, как и электрон, если его не трогать.

Поэтому частицы, живущие так мало, что этого в каждом конкретном случае и заметить нельзя, назвали, в отличие от обычных, реальных, — виртуальными. В точном переводе с латыни — возможными. Но считать, что данные частицы только возможны, а на самом деле их нет — неверно. Эти «возможные» частицы в вакууме вполне реально воздействуют, как это наблюдается в точных экспериментах, на вполне реальные образования из безусловно реальных частиц и даже на микроскопические тела [69, с. 67]. И если отдельную виртуальную частицу физика обнаружить не может, то суммарное их воздействие на обычные частицы фиксируется отлично.

Наблюдать воздействие вакуумных виртуальных частиц оказалось возможно не только в опытах, где изучаются взаимодействия элементарных частиц, но и в эксперименте с макротелами. Две пластины, помещенные в вакуум и приближенные друг к другу, под ударами виртуальных частиц начинают притягиваться. Этот факт был открыт в 1965 году голландским теоретиком и экспериментатором Гендриком Казимиром.

По сути, абсолютно все реакции, все взаимодействия между реальными элементарными частицами происходят при непременном участии вакуумного виртуального фона, на который элементарные частицы, в свою очередь, тоже влияют.

Оказалось также, что виртуальные частицы возникают не только в вакууме. Их порождают и обычные частицы. Электроны, например, постоянно испускают и тут же поглощают виртуальные фотоны.

Поляризация вакуума

Реальный электрон притягивает к себе виртуальные позитроны и отталкивает виртуальные электроны — по знакомому нам закону притяжения разноименных и отталкивания одноименных электромагнитных зарядов. В результате вакуум поляризуется, поскольку заряды в нем оказываются разделенными пространственно. Электрон оказывается окруженным слоем виртуальных позитронов. И каждая элементарная частица движется в сопровождении целой свиты из виртуальных частиц. Такое облако виртуальных частиц вокруг частицы реальной часто называют шубой и даже не ставят кавычек. Такая виртуальная шуба мешает разглядеть саму реальную частицу.

Член-корреспондент АН СССР Д. И. Блохинцев писал: «...В результате поляризации вакуума вокруг заряженной частицы создается связанная с ней „атмосфера"».

Резерфордовскую модель атома, так напоминающую Солнечную систему, пришлось заменить другой, где вокруг ядра летает не твердый шарик, а размазанное по орбите облако, а частицы ядра удерживаются вместе благодаря обмену другими частицами.

Огромная заслуга Дирака заключается в том, что он разработал релятивистскую теорию движения электрона, предсказавшую позитрон, аннигиляцию (исчезновение) и рождение из вакуума электронно-позитронных пар. В 1933 году совместно с физиком Э. Шредингером он был удостоен Нобелевской премии [18, с. 399].

Дальнейшие исследования квантовой физики были посвящены, в частности, изучению возможности появления из вакуума реальных частиц. Что если на вакуум подействовать каким-нибудь полем, которое несет в себе энергию, достаточную, чтобы, по крайней мере, некоторые виртуальные частицы превратить в реальные?

Еще в 1939 году Э. Шредингер теоретически обосновал ситуацию, при которой из вакуума должны рождаться реальные частицы. Но уравнение, полученное им, оказалось, по крайней мере на время, мудрее своего творца. Шредингер посчитал возможность рождения реальной частицы из вакуума недостатком теории, из которой исходил в своих рассуждениях и размышлениях.

Стоит отметить, что в 1934 году Э. Шредингер был избран почетным членом АН СССР в знак признания его выдающихся заслуг [95, с. 130]. В 90-х годах, когда было открыто пятое фундаментальное взаимодействие — информационное, ученые поняли, какие именно поля должны воздействовать на физический вакуум с целью получения реальных частиц. Это оказались торсионные поля, служащие носителем информации в Тонком Мире, распространяющиеся с мгновенной скоростью и без затрат энергии.

Вот вам и предположения Эйнштейна, и теорема Белла, и исследования Бома, и эксперименты Аспекта.

Подводя итоги сказанному, подчеркнем следующее: квантовая физика доказала, что в вакууме в скрытом виде присутствуют частицы и античастицы, а квант своей энергией проявляет пару (электрон-позитрон), дает ей наблюдаемое и, так сказать, легальное положение в мире.

Именно квантовая физика сделала эйнштейновское пространство физическим вакуумом, заполнила это пространство материальной средой, не поссорившись с теорией относительности. Но союз квантовой физики и теории относительности мог достичь своего апогея только в результате создания Единой Теории Поля. Она должна быть тесным образом связана со свойствами физического вакуума, опираться в своих выводах на эти свойства и в то же время объяснять их.

2.1.8. Физический вакуум

> Наши современные представления об источнике всех частиц и полей связываются с физическим вакуумом — основным состоянием любого вида материи. С моей точки зрения, проблема единой теории поля получила свое решение в теории физического вакуума.
>
> *Г. И. Шипов* [117, с. 19].

О формировании единой картины мира

Древние философы Востока утверждали, что все материальные объекты возникают из великой пустоты, где постоянно совершаются акты творения реальности. Эта идея просматривается также и в физике, начиная с Ньютона и до наших дней, в стремлении увязать геометрию пространства событий и механику движения тел. Английский математик В. Клиффорд утверждал, что в физическом мире не происходит ничего, кроме изменения кривизны пространства, а материя представляет собой сгустки пространства, своеобразные холмы кривизны на фоне плоского пространства.

Идеи Клиффорда использовал и Эйнштейн, который в общей теории относительности впервые показал глубокую взаимосвязь абстрактного геометрического понятия кривизны пространства с физическими проблемами гравитации [23, с. 67; 24, с. 106].

В начале XX века при создании квантовой теории Дирака, с одной стороны, и теории гравитации Эйнштейна, с другой, в теоретической физике появился в качестве объекта исследования новый уровень реальности — физический вакуум; при этом разные по своей природе теории давали разные представления о нем. Если в теории Эйнштейна вакуум рассматривался как пустое четырехмерное пространство, наделенное геометрией Римана, то в квантовой теории Дирака вакуум (глобально нейтральный) представляет собой своего рода «кипящий бульон», состоящий из виртуальных частиц — электронов и позитронов [25, с. 89].

Для того чтобы объединить два различных представления о вакууме и создать единую теорию гравитации и электромагнетизма, в которой электромагнитное поле также происходило бы из особых геометрических свойств пространства, Эйнштейном была выдвинута программа, получившая название программы Единой Теории Поля. Именно Эйнштейн последние 35 лет своей жизни пытался сформулировать общую теорию поля или, проще говоря, открыть формулу, которая описывает весь мир и из которой вытекают остальные научные истины. Эйнштейн полагал, что существует какое-то общее поле, которое включает в себя все уже известные физические поля. Но найти это поле и создать Единую Теорию Поля Эйнштейну так и не удалось. Однако интуиция не обманула его и на этот раз. Как будет показано ниже, такое поле действительно существует.

Тем не менее, геометризация физических полей осталась привлекательной программой для теоретической физики.

Кривизна пространства оказалась не единственной его характеристикой. В 1922 году Э. Картан обратил внимание на возможную связь некоторых физических величин с другим геометрическим понятием — кручением пространства. Его идеи были развиты и привели к созданию теории гравитации с кручением, а позднее в общем виде — квантовой теории полей с кручением [33, с. 2].

Следующий шаг, ведущий к созданию ЕТП, сделал английский физик-теоретик Р. Пенроуз, опираясь на идеи кривизны и кручения пространства. Он показал, что в основу геометрии могут быть положены, помимо поступательных, и вращательные координаты, и они определяют свойства пространства и времени.

Пенроуз записал вакуумные уравнения Эйнштейна в спиновом виде [23, с. 67].

Спин (от англ. *Spin* — вертеться, вращаться) — собственный момент количества движения элементарной частицы, имеющий квантовую природу и не связанный с перемещением частицы как целого [18, с. 713]. Концепция спина была введена в физику в 1925 году американскими учеными Дж. Уленбеком и С. Гаудсмитом, предположившими, что электрон можно рассматривать как «вращающийся волчок», поэтому одной из важнейших характеристик элементарной частицы, кроме массы и заряда, должен стать спин. Для определенных групп элементарных частиц спиновое квантовое число принимает целочисленные или полуцелые значения. Например, спин электрона, протона, нейтрона, нейтрино и их античастиц равен 1/2; спин П- и К-мезонов равен 0; спин фотона равен 1 [70, с. 435].

Таким образом, к середине XX столетия с целью создания единой картины мира были сформированы две глобальные идеи: программа Римана—Клиффорда—Эйнштейна, согласно которой «в физическом мире не происходит ничего, кроме изменения кривизны пространства, подчиняющегося закону непрерывности», и программа Гейзенберга—Иваненко, предполагающая построить все частицы материи из частиц спина 1/2.

Трудность в объединении этих двух программ, по мнению ученика Эйнштейна, известного теоретика Джона Уилера, состояла в том, что «...мысль о получении понятия спина из одной лишь классической геометрии представляется невозможной». Уилер высказал эти слова в 1960 году, читая лекции в Международной школе физики им. Энрико Ферми [25, с. 89]. Он еще не знал, что в результате блестящих работ Пенроуза вакуумные уравнения Эйнштейна уже были записаны в спиновом виде, что спиноры могут быть положены в основу классической геометрии и что именно они определяют топологические и геометрические свойства пространства-времени.

О работе Г. И. Шипова

Дальнейшее развитие проблемы «пространство-материя», предложенное талантливым российским ученым (в настоящее время академиком РАЕН) Г. И. Шиповым, пошло по пути объединения программ Римана—Клиффорда—Эйнштейна и Гейзенберга—Иваненко.

Разобравшись досконально в существующих идеях и разработках, Г. Шипов обратил внимание на то, что в рассматриваемых уравнениях отсутствуют компоненты вращательного движения, которое сопровождает все в природе — от элементарных частиц до Вселенной. Как выяснилось, фундаментальную роль в таком движении играют поля кручения пространства — торсионные поля, определяющие структуру материи любой природы [111, с. 3]. Результатом кручения пространства в физическом проявлении оказалось поле инерции, знания о котором в современной физике практически отсутствуют [26, ч. 1, с. 9].

Проблема сил и полей инерции в классической механике и других разделах физики до сих пор является одной из жгучих проблем современной науки. Силы инерции не удовлетворяют третьему закону Ньютона, они являются одновременно и внешними, и внутренними по отношению к изолированной системе; происхождение этих сил всегда было наиболее темным вопросом в теории частиц и полей [26, ч. 1, с. 4]. Эта проблема для физики оказалась столь сложной, что знания о силах инерции почти не изменились со времен Ньютона.

В нашей стране периодически возникали общесоюзные дискуссии по проблемам сил инерции. Основными вопросами всегда были: реальны ли силы инерции? Что является их источником? Являются ли они внешними или внутренними по отношению к изолированной системе? Однако единого мнения по этим вопросам так и не было выработано.

Отметим, что любое явление в физике считается реальным, если оно наблюдается на опыте. Силы инерции хорошо наблюдаются на опыте в ускоренных системах отсчета, поэтому Ньютон, Эйлер, Мах, Эйнштейн и многие другие относились к этим силам как к реальным. Из опыта также следовало, что при ускоренном движении в протяженном теле возникает поле сил инерции, равнодействующая которых приложена к центру масс данного тела. Поскольку реальность полей и сил инерции подтверждалась опытами, разумно было поставить вопрос об изучении физических свойств поля инерции, порождающего силы инерции.

Именно с исследования полей инерции и начал Г. И. Шипов. Еще в 1979 году ему удалось вывести уравнение динамики полей инерции. Он нашел подход, который позволил связать поля инерции с кручением пространства [26, ч. 1, с. 4].

В 1988 году Шипов предложил новые фундаментальные уравнения физики, выдвигающие в качестве единого поля поле инерции. Эти уравнения трактуются как уравнения, описывающие структуру физического вакуума. Они обобщают все известные на сегодняшний момент фундаментальные уравнения физики и представляют собой самосогласованную систему нелинейных дифференциальных уравнений первого порядка, в которую входят геометризированные уравнения Гейзенберга, геометризированные уравнения Эйнштейна и геометризированные уравнения Янга—Милса.

Шипов ввел новые представления о структуре времени и пространства. Мы уже знаем, что пространство Ньютона трехмерное (X, Y, Z), наделено геометрией Евклида; пространство-время Эйнштейна четырехмерное (X, Y, Z, Ct), искривленное, наделено геометрией Римана; пространство-время в работе Шипова не только искривлено, как в теории Эйнштейна, но и закручено, как в геометрии Римана—Картана. Для учета кручения пространства Шипов ввел в геометризированные уравнения множество угловых координат: три пространственных угла (углы Эйлера) и три пространственно-временных угла (углы между временной и пространственными осями системы отсчета), что позволило ввести в теорию физического вакуума угловую метрику, определяющую квадрат бесконечно малого поворота четырехмерной системы отсчета [26, ч. 3, с. 6].

Дальнейшее развитие работ Г. Шипова показало, что добавление вращательных координат приводит к всеобщей теории относительности [26, ч. 3, с. 27]. Принцип всеобщей относительности обобщает как специальный, так и общий принципы относительности Эйнштейна и утверждает также относительность всех физических полей [25, с. 95]. Фактически принцип всеобщей относительности представляет собой физическую реализацию философского тезиса: «Все в мире относительно». Такова степень обобщения физического принципа, лежащего в основе теории вакуума.

Уравнения физического вакуума удовлетворяют принципу всеобщей относительности, разработанному Шиповым, — все физические поля, входящие в уравнение вакуума, имеют относительный характер; пространство событий теории вакуума имеет спинорную природу; в основном состоянии Абсолютный вакуум имеет нулевые средние значения момента, импульса и других физических характеристик.

Найденные решения уравнений Шипова описывают искривленное и закрученное пространство-время, интерпретируемое как вакуумные возбуждения, находящиеся в виртуальном состоянии. Эти решения начинают описывать реальную материю после того, как входящие в него константы (или функции) интегрирования отождествляются с физическими константами [112, с. 6].

Чрезвычайно важным является то, что уравнения вакуума и принцип всеобщей относительности после соответствующих упрощений приводят к уравнениям и принципам квантовой теории. Полученная таким образом квантовая теория оказывается *детерминированной*, поскольку в ее уравнениях в роли волновой функции выступает поле инерции [110, с. 12]. Шипову удалось разрешить кризис в теоретической физике, получив ответы на вопросы, поставленные наукой много лет назад.

Волновая функция в уравнениях Шредингера и Дирака представляет собой реальное физическое поле — поле инерции; детерминизм и причинность в квантовой механике существуют, хотя вероятностная трактовка динамики квантовых объектов неизбежна; частица представляет собой предельный случай чисто полевого образования, при стремлении массы (или заряда) этого образования к постоянной величине. В этом предельном случае происходит возникновение корпускулярно-волнового дуализма и оптико-механической аналогии в чисто полевой теории [80, с. 50]; современная квантовая теория не является полной, так как не согласуется с принципом вращательной относительности; в квантовой теории измеряется ситуация, представляющая собой комбинацию полей, образующих измерительный прибор и измеряемый объект [26, ч. 1, с. 9].

Подтвердились догадки Эйнштейна, что квантовая теория не полна, и его предположения о том, что «более совершенная квантовая теория может быть найдена на пути расширения принципа относительности» [26, ч. 2, с. 48].

И сегодня квантовая теория, которую ученые называют полной и которая следует из уравнения теории физического вакуума, удовлетворяет всем требованиям Эйнштейна. На основании полученных результатов делается вывод, что мечта Эйнштейна о построении полной детерминированной квантовой теории путем обобщения уравнений общей теории относительности нашла свое воплощение в теории физического вакуума [80, с. 1].

Таким образом, принцип всеобщей относительности и теория физического вакуума связали между собой проблему сил и полей инерции в классической механике, проблему расходимостей в электродинамике и проблему завершенности квантовой механики, показав, что эти проблемы имеют единый источник — отсутствие знаний в современной физике о, пожалуй, самом фундаментальном физическом поле — поле инерции, которое выступает в роли единого поля, внутренним образом объединяющим все физические поля. Именно это поле, как выяснилось, искал великий Эйнштейн.

Создав теорию физического вакуума, Шипов сумел ответить и на вопросы, касающиеся сил инерции: силы инерции порождаются полем инерции, играющим роль единого поля в теории физического вакуума; поля инерции определяются кручением пространства, которое характеризует упругие свойства пространства, и имеют локальную природу; силы инерции являются одновременно и внешними, и внутренними по отношению к любой изолированной системе [26, ч. 3, с. 27].

Исключительно важным результатом работы Шипова является установление связи между полем инерции и торсионными полями, определяемыми кручением пространства.

Следует отметить также, что в результате исследований Г. Шипова программа единой теории поля переросла в теорию физического вакуума. Единым носителем полей (именно полей, а не взаимодействий) является физический вакуум — «фундаментальное поле», по удачной терминологии академика И. Л. Герловина, и все поля: гравитационное, электромагнитное, торсионное (спиновое) — являются его различными фазами [84, с. 15].

Теория физического вакуума приводит к целому ряду следствий теоретического и практического характера [26, ч. 3, с. 52]:

- построение эйнштейновской ЕТП как теории физического вакуума;
- соответствие уравнений физического вакуума всем фундаментальным уравнениям современной физики;
- построение детерминированной квантовой теории, удовлетворяющей требованиям Эйнштейна;
- открытие новых типов фундаментальных взаимодействий, основанных на точном решении уравнений физического вакуума;
- теоретическое описание торсионного взаимодействия;
- принципиальная возможность создания движителя нового типа, использующего поля и силы инерции;
- создание излучателей и приемников монопольного электромагнитного излучения;

- создание приборов, использующих новые типы фундаментальных взаимодействий (например торсионных) и многое другое.

Итак, российскому ученому Г. И. Шипову удалось блестяще завершить огромный труд плеяды выдающихся ученых и создать ЕТП, о которой мечтал и у истоков которой стоял великий физик Альберт Эйнштейн. Воистину, «если я видел дальше других, то только потому, что стоял на плечах гигантов» (Ньютон).

В конце XX века содержательной базой новой парадигмы стали принцип всеобщей относительности Шипова, геометрия Римана—Картана—Шипова и физический вакуум — материальная среда, передающая взаимодействия и рождающая элементарные частицы.

Свойства физического вакуума

> Для нас сейчас физический вакуум — это то, что остается в пространстве, когда из него удаляют весь воздух и все до последней элементарные частицы. В результате получается не пустота, а своеобразная материя — Прародитель всего во Вселенной, рождающий элементарные частицы, из которых потом формируются атомы и молекулы.
>
> *А. Е. Акимов* [11, с. 24]

Так как в понятие вакуума вкладывается всепроникающая среда, находящаяся между частицами, то вакуум занимает все межчастичное пространство; следовательно, эту среду можно определить как бесчастичную форму материи, плотность которой изменяется соответственно действующим на вакуум силам. Плотность вакуума имеет весьма малое значение по сравнению с привычными для нас значениями плотности вещества: например, плотность вакуума, находящегося между молекулами газа при давлении в одну атмосферу, составляет 10^{-15} г/см^3, а плотность дистиллированной воды при тех же условиях — 1 г/см^3 [20, с. 60].

Гравитация, присущая любым массам, присуща и массе вакуума. На основании этого постулата сила взаимодействия тела с любой частью вакуума будет определяться законом всемирного тяготения. То есть тела притягивают к себе вакуум подобно тому, как Земля притягивает находящиеся на ней тела. Поэтому при движении какого-либо тела вместе с ним будет двигаться (увлекаться) и окружающий его вакуум. Разумеется, это увлечение будет только в том случае, если на этот вакуум не действует большая сила (от гравитационного воздействия других тел), удерживающая вакуум от этого увлечения. Однако вакуум не просто увлекается за движущимся телом, а «выполняет роль подлинного управителя всякого движения. В образном представлении, вакуум, словно бульдог, вцепляется в любой макрообъект с тем большим усилием, чем массивнее его жертва. Вцепившись, он уже никогда не отпускает ее, сопровождая во всех странствиях по космическому пространству. Физически это означает, что вакуум и контролируемый им объект представляют собой замкнутую систему» [21, с. 27].

Уникальные опыты Физо и Майкельсона показали, что в природе нет абсолютно неподвижного вакуума. Вакуум, обладая массой, всегда увлекается тем телом, гравитационные силы которого преобладают. В указанных опытах таким телом является Земля, увлекающая околоземной вакуум (в опыте Майкельсона) и не позволяющая движущемуся на Земле телу увлекать вакуум, находящийся между частицами тела (в опыте Физо).

В современной интерпретации физический вакуум представляется сложным квантовым динамическим объектом, который проявляет себя через флуктуации. Физический вакуум рассматривают как материальную среду, изотропно (равномерно) заполняющую все пространство (и свободное пространство и вещество), имеющую квантовую структуру, ненаблюдаемую в невозмущенном состоянии [33, с. 4].

Для лучшего понимания физического вакуума было признано целесообразным рассматривать его как электронно-позитронную модель Дирака в ее несколько измененной интерпретации.

Представим физический вакуум как материальную среду, состоящую из элементов, образуемых парами частиц и античастиц (по Дираку — электронно-позитронная пара).

Если частицу и античастицу вложить друг в друга, то такая система будет истинно электронейтральной. А так как обе частицы обладают спином, то система «частица—античастица» должна представлять пару вложенных друг в друга частиц с противоположно направленными спинами. Вследствие истинной электронейтральности и противоположности спинов такая система не будет обладать и магнитным моментом [33, с. 5]. Систему из частиц и античастиц в указанном выше виде, обладающую указанными свойствами, называют фитоном. Плотная упаковка фитонов и образует среду, называемую физическим вакуумом. Однако следует помнить, что эта модель весьма упрощена, и было бы наивно усматривать в построенной модели истинную структуру физического вакуума (рис. 1, *а*, *б*).

Рассмотрим наиболее важные в практическом отношении случаи возмущения физического вакуума разными внешними источниками [86, с. 940].

1. Пусть источником возмущения является заряд *q* (рис. 1, *в*). Действие заряда будет выражено в зарядовой поляризации физического вакуума, и это его состояние проявляется как электромагнитное поле (Е-поле). Именно на это указывал ранее в своих работах академик АН СССР Я. Б. Зельдович.
2. Пусть источником возмущения является масса *m* (рис. 1, *г*). Возмущение физического вакуума массой *m* будет выражаться в симметричных колебаниях элементов фитонов вдоль оси на центр объекта возмущения, как это условно изображено на рисунке. Такое состояние физического вакуума характеризуется как спиновая продольная поляризация и интерпретируется как гравитационное поле (G-поле). Такая идея была высказана еще А. Д. Сахаровым [87, с. 70]. По его мнению, гравитация вообще не является отдельной действующей силой, а возникает в результате изменений квантово-флуктуационной энергии вакуума, когда имеется какая-либо материя, подобно тому, как это происходило с образованием сил в опыте Г. Казимира. А. Д. Сахаров считал, что присутствие материи в море частиц с абсолютно нулевой энергией вызывает появление несбалансированных сил, движущих материю, называемых гравитацией [86, с. 940].
3. Пусть источником возмущения является классический спин (рис. 1, *д*). Спины фитонов, которые совпадают с ориентацией спина источника, сохраняют свою ориентацию. Спины фитонов, которые противоположны спину источника, под действием этого источника испытывают инверсию. В результате физический вакуум перейдет в состояние поперечной спиновой поляризации. Это состояние интерпретируется как спиновое поле (S-поле), то есть поле, порождаемое классическим спином. Такое поле называют еще торсионным полем [31, с. 31].

В соответствии с изложенным можно считать, что единая среда — физический вакуум — может находиться в разных поляризационных состояниях, EGS-состояниях. Причем физический вакуум в фазовом состоянии, соответствующем электромагнитному полю, обычно рассматривается как сверхтекучая жидкость. В фазовом состоянии спиновой поляризации физический вакуум ведет себя как твердое тело.

Указанные соображения примиряют две взаимоисключающие точки зрения — точку зрения конца XIX века и начала XX века, когда эфир рассматривали как твердое тело, и представление современной физики о физическом вакууме как о сверхтекучей жидкости. Правильны обе точки зрения, но каждая для своего фазового состояния [33, с. 13].

Все три поля: гравитационное, электромагнитное и спиновое — являются универсальными. Эти поля проявляются себя и на микро-, и на макроуровнях. Здесь уместно вспомнить слова академика АН СССР Я. И. Померанчука: «Вся физика — это физика вакуума», или академика ЭАН Г. И. Наана: «Вакуум есть все, и все есть вакуум» [63, с. 14].

В результате знакомства с теорией физического вакуума становится ясно, что современная природа не нуждается в «объединениях». В природе есть только физический вакуум и его поляризационные состояния, а «объединения» лишь отражают степень нашего понимания взаимосвязи полей [31, с. 32].

Следует отметить еще один чрезвычайно важный факт, касающийся физического вакуума как источника энергии.

Традиционная точка зрения сводилась к утверждению, что, так как физический вакуум является системой с минимальной энергией, то никакую энергию из такой системы извлечь нельзя. При этом, однако, не учитывалось, что физический вакуум — это динамическая система, обладающая интенсивными флуктуациями, которые и могут быть источником энергии. Возможность эффективного взаимодействия спинирующих (вращающихся) объектов с физическим вакуумом позволяет с новых позиций рассмотреть возможность создания торсионных источников энергии.

Согласно Дж. Уиллеру, планковская плотность энергии физического вакуума составляет 10^{95} г/см³, в то время как плотность энергии ядерного вещества равна 10^{14} г/см³. Известны и другие оценки энергии вакуумных флуктуаций, но все они существенно больше оценки Дж. Уиллера [31, с. 34]. Следовательно, можно сделать следующие многообещающие выводы:

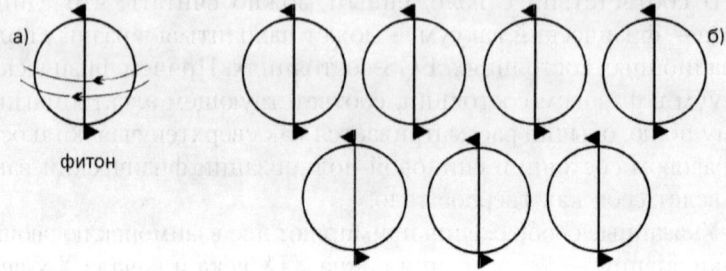

Фитонная структура физического вакуума

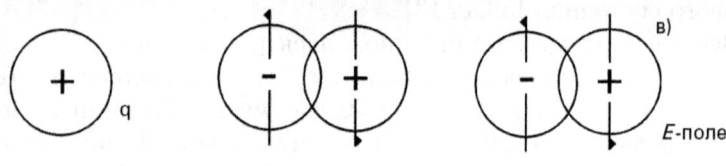

Зарядовая поляризация физического вакуума

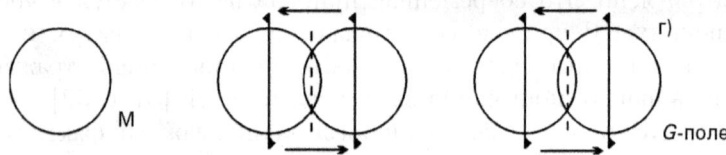

Спиновая продольная поляризация физического вакуума

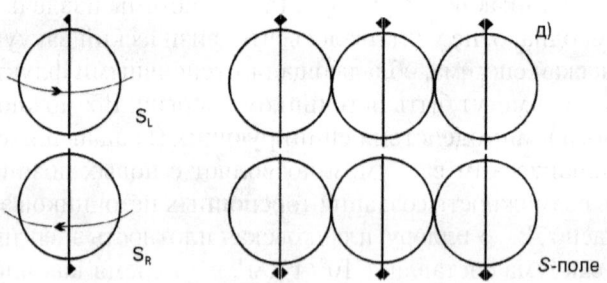

Спиновая поперечная поляризация физического вакуума

Рис. 1. Диаграмма поляризационных состояний физического вакуума

- энергия вакуумных флуктуаций весьма велика в сравнении с любым другим видом энергии;
- через торсионные возмущения возможно высвободить энергию вакуумных флуктуаций.

Российские ученые полагают, что в физическом вакууме «упрятаны» скрытая материя и скрытая энергия, равные чуть ли не половине тех, что реализованы в виде Вселенной [113, с. 7].

Уровни реальности мироздания

> Я знаю, что Бог есть, я вижу Его за своими уравнениями. Существование Тонких Миров — реальность, встающая передо мной в ходе научных исследований.
>
> *Г. И. Шипов* [108]

Однако самым потрясающим в работе Г. И. Шипова оказалось то, что точные решения уравнений физического вакуума позволили выделить и математически описать семь уровней реальности в Мироздании.

Хотелось бы отметить, что десятимерная модель Вселенной Шипова исключительно точно укладывается в эзотерические знания, объясняет знания, зашифрованные в Библии, и все парапсихологические феномены. Но считать эту модель завершенной, по-видимому, неправомерно. Возможно, что мерность пространства не ограничивается цифрой 10. Кроме того, может быть многомерным и время. Ну что же! Как пел В. Высоцкий: «Другие придут, сменив уют на риск и непомерный труд, пройдут тобой не пройденный маршрут!»

А пока рассмотрим потрясающие результаты работы целой плеяды великих физиков, красиво завершенной талантливым российским ученым Г. И. Шиповым.

Существующая научная и техническая литература описывает в основном четыре уровня реальности: твердые тела, жидкости, газы, различные поля и элементарные частицы. В последнее десятилетие теоретическая физика успешно осваивает пятый уровень реальности — физический вакуум. Но за последние двадцать лет нарастающим темпом появляются факты, которые указывают на то, что существуют еще два уровня. Эти уровни признаются многими исследователями как уровни реальности, на которых базируются давно утерянные человечеством технологии. Основным методом познания в таких технологиях является медитация. Ученые-ортодоксы категорически отвергали наличие двух высших уровней реальности, познаваемых только посвященными через медитацию.

И вдруг: гром среди ясного неба! Получены точные математические описания всех семи уровней реальности. И вся эта система прекрасно укладывается в Единую научно-теистическую картину Мира, в основе которой лежат следующие положения [4, с. 5].

1. Объективно существующий Мир не исчерпывается миром эмпирической материальной действительности — вещественным миром, воспринимаемым нашими органами чувств.
2. Существует иная реальность с иной формой бытия, лежащая вне области существования материального мира — Мир высшей реальности.
3. Физический мир, в котором мы живем, является вторичным, производным, «тенью» Мира высшей реальности.
4. Мир высшей реальности бесконечен, вечен и неизменен. В нем отсутствуют такие категории, как пространство, время, движение, эволюция, рождение, смерть.
5. Универсум, то есть Мир, включающий в себя Мир высшей реальности и мир материальной действительности, представляет собой открытую систему.
6. В основании Универсума лежит внешнее по отношению к нему некоторое всеобъемлющее Первоначало — трансцендентный, трансрациональный, непостижимый, сверхличностный Бог (Абсолют), доступный через откровения лишь мистическому знанию».

Ах! Как эти положения вписываются в последние научные разработки физиков-теоретиков!

Доказано, обосновано и математически точно описано семь уровней реальности Мироздания (рис. 2), которые полностью соотносятся с эзотерическим знанием: Абсолютное «Ничто» (Божественная монада), первичные торсионные поля кручения (поле Сознания Вселенной), физический вакуум (эфир), плазма (огонь), газ (воздух), жидкость (вода), твердое тело (земля) [25, с. 86].

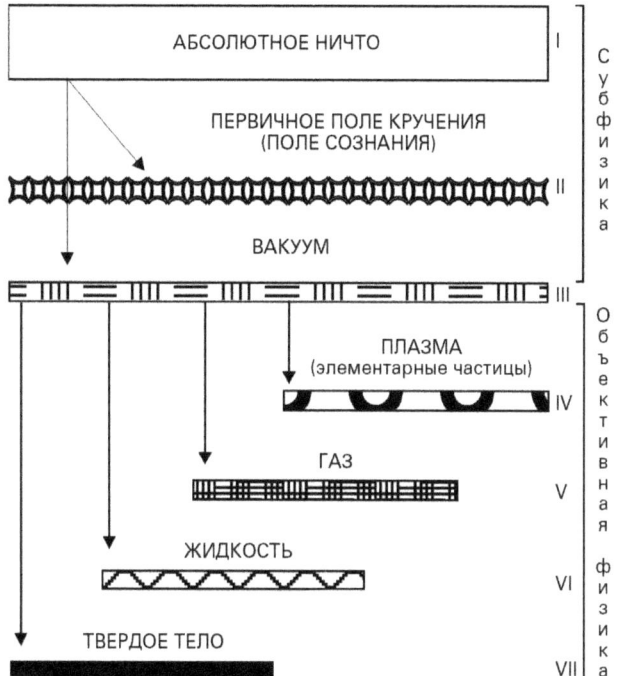

Рис. 2. Семь уровней реальности

1-й уровень — Абсолютное «Ничто»

Первый уровень реальности — геометрическое пространство — Абсолютное «Ничто» — Великая Пустота. Вспомните утверждения Клиффорда и Картана о том, что в Мире нет ничего, кроме пространства с его кривизной и кручением. Изменение кривизны и кручения пространства приводит к двум его состояниям. Первое соответствует упорядоченному состоянию Абсолютного «Ничто», второе — неупорядоченному. На этом уровне реальности нет ничего конкретного: ни наблюдателя (сознания), ни вещества (материи). «Пустое пространство предполагает существование „первичного Сознания, или Сверхсознания", способного осознать Абсолютное „Ничто" и сделать его упорядоченным. На этом уровне реальности решающую роль играет „первичное Сознание", выступающее в роли активного начала — Бога и не поддающегося аналитическому описанию» [25, с. 91].

2-й уровень — Поле Сознания Вселенной

Переход с первого уровня реальности на второй уровень — уровень первичного поля кручения, или первичного торсионного поля — осуществляется благодаря активному началу — «первичному Сознанию, или Сверхсознанию» [23, с. 68]. Из абсолютного «Ничто» рождаются первичные торсионные поля, которые объясняются кручением пространства. Такое первичное торсионное поле представляет собой элементарные пространственно-временные вихри правого и левого вращений, не переносящие энергии, но переносящие информацию. Геометрия пространства на этом уровне представляет собой десятимерное многообразие (четыре трансляционных координаты и шесть угловых), причем кривизна его оказывается равной нулю, а кручение отлично от нуля [25, с. 92]. Эти вихри порождают как правые, так и левые торсионные поля, и их можно трактовать как информационное поле, пронизывающее пространство. Уравнения торсионного поля существенно нелинейны, поэтому торсионные поля могут обладать сложной внутренней структурой, что позволяет им быть носителями значительных объемов информации [121, с. 29].

Программа Трансцендентальной медитации Махариши Махеш Йоги, о которой будет сказано ниже, предполагающая активное взаимодействие человеческого мозга с первичным торсионным полем, предложила назвать это поле «полем Сознания». Это поле несет в себе информацию о всей реальности. Оно способно воздействовать на сознание человека, и в результате этого воздействия происходит вербализация научного или религиозного знания (явления) [25, с. 93].

В газете «Чистый мир» (№ 4, 1996 год) в статье «Мы вошли в эпоху Водолея» В. Екшибаров пишет: «Если говорить упрощенно, торсионные поля — это материя сознания. Торсионные поля несут в себе знания о будущем Вселенной, в них первоначально формулируется судьба каждого отдельного человека. Они могут влиять на предметы и явления материального мира и направлять ход всех процессов. Эти поля пронизывают каждый миг нашей жизни от рождения до смерти и после нее. Только мы достаточно толстокожи и умудряемся их не замечать. А тех, кто замечает, называем либо гениями, либо пророками, либо экстрасенсами».

В ходе эволюции поле Сознания Вселенной (или информационное поле Вселенной) заполняется информацией точно так же, как заполняется информацией сознание человека при его жизни.

Космическое энергоинформационное поле, сконцентрированное и локализованное вокруг Земли, образует энергоинформационное поле Земли, которое наука именует «Центром». В настоящее время ученые пытаются определить геометрию Центра — получается какая-то хитро закрученная спираль [63, с. 58].

В нашей стране научный подход к изучению первичных полей кручения развивает школа академика РАЕН А. Е. Акимова. Она использует искусственное генерирование таких полей с помощью технических устройств и осуществляет экспериментальное исследование различных последствий воздействия таких полей на живые и неживые объекты. Совокупность экспериментальных и теоретических работ в этом направлении дает основание назвать эти поля торсионными полями.

Существуют три основных свойства первичных торсионных полей, отличающих их от известных физических полей, это: способность торсионных полей переносить информацию без переноса энергии; передавать информацию со скоростью, превышающей скорость света; распространяться не только в будущее, но и в прошлое [25, с. 93].

Учитывая все вышесказанное, можно сделать вывод, что два верхних уровня, включая частично и уровень физического вакуума, образуют субъективную физику, поскольку основным фактором в явлениях разного рода на верхних уровнях является сознание. Основной энергией, действующей на верхних уровнях, является психическая энергия, которую предстоит осваивать в ближайшем будущем. В настоящее время ученые более чем в 120 странах мира занимаются изучением второго уровня реальности — поля Сознания Вселенной. Для этого созданы научные центры, оснащенные современным оборудованием, и разработаны научные программы типа программы Трансцендентальной медитации (ТМ), позволяющей получать реальные внушительные достижения во многих областях человеческой жизни: в здоровье, в учебе, экологии, науке и т. д. Понятно, что без учета трех верхних уровней картина Мира окажется неполной. Более того, происходит слияние современных методов изучения физических законов с получением «чистого знания» путем взаимодействия человеческого сознания с «Полем Сознания Вселенной», которое, согласно научной программе Махариши-Хагелина (между прочим, физика-теоретика), представляет собой единый источник как для законов естествознания, так и для общественных законов [25, с. 88].

3-й уровень — физический вакуум

Первичные торсионные поля порождают физический вакуум, а физический вакуум есть носитель всех остальных полей — электромагнитных, гравитационных и вторичных торсионных, которые порождаются веществом. Электроны любого вещества, вращающиеся вокруг ядра и одновременно вокруг своей оси, могут переходить с орбиты на орбиту, излучая при этом электромагнитные волны. Но одновременно при таком переходе, по утверждению Г. И. Шипова, излучаются и торсионные волны, которые рождены собственным вращением электрона. Они представляют собой «некую память» о былом вращении частицы — что-то вроде инерции. «Импульс собственного вращения — спин может „оторваться" от частицы», — утверждает ученый.

Это доказывается существованием такой частицы, как нейтрино. Именно ее пришлось сначала «выдумать» (а потом уже экспериментально открыть), когда выяснилось, что при реакции распада нейтрона не соблюдается закон сохранения: сумма спинов частиц до реакции не равнялась сумме спинов после реакции. Разницу уносили нейтрино.

«Вот этот „свободный" спин, это оторванное от вещества вращение и является, по расчетам сотрудников Научного Центра физического вакуума при ИТПФ, той информацией, которая без всякого силового воздействия определяет множество процессов во Вселенной. Унося информацию, волны свободных спинов уходят в пространство. Такое излучение в институте теоретической и прикладной физики (ИТПФ) и назвали вторичным торсионным полем» [71, с. 4].

Есть основания предполагать, что квантами торсионного поля — тордионами — являются так называемые низкоэнергетические реликтовые нейтрино [14, с. 68].

На микроуровне наше тело представляет собой набор маленьких гироскопов, волчков в виде элементарных частиц, вызывающих своим вращением появление торсионных полей. Наше сознание — в конечном итоге тоже система спиновых колебаний частиц, из которых состоит мозг. Наша планета, вращаясь вокруг Солнца и вокруг собственной оси, также генерирует торсионные поля. Это же самое можно сказать и о вращающейся Солнечной системе, и о вращающейся Вселенной, и даже о самом пространстве, которое также закручено. И все создают торсионные поля. А эти поля бесчисленных элементарных частиц, атомов, существ и звезд сливаются во Вселенной. И оказывается, что мы с нашими микровихрями — не изолированные системы мыслей и образов, которые однажды исчезнут навсегда, а настоящие приемники-передатчики торсионных взаимодействий во Вселенной. И каждый мозг является, таким образом, частью, клеткой, нейроном Мирового Разума.

Мы как человечество, похоже, еще не внесли свою абонентскую плату и не подключены по-настоящему к этому необозримому «Интернету», но если кто-то одарен способностью вводить свое торсионное поле в резонанс с нашей торсионной Вселенной — то вот вам и гениальные озарения, и экстрасенсорные способности, и природа многих чудес и сверхъестественных явлений.

Не этим ли объясняется отсутствие радиоконтактов с внеземными цивилизациями? Им просто нет нужды пользоваться малоскоростными, подверженными помехам и требующими гигантских затрат энергии электромагнитными волнами, если они уже владеют торсионными технологиями. Скорее всего, они просто подключаются к торсионному полю Вселенной и получают всю необходимую им информацию.

Дальнейший переход материи из виртуального состояния в реальное происходит в результате спонтанной флуктуации или под воздействием уже рожденной из вакуума материи. Рождение реальной материи из вакуума означает переход на четвертый уровень реальности.

«Эксперименты показывают, что основным инструментом психофизики является человеческое сознание, способное „подключаться" к первичному полю кручения (полю Сознания) и через него воздействовать на „грубые" уровни реальности — плазму, газ, жидкость и твердое тело. Вполне вероятно, что в вакууме существуют критические точки (точки бифуркации), в которых все уровни реальности проявляются одновременно виртуальным образом. Достаточно незначительных воздействий на эти критические точки „полем сознания" для того, чтобы развитие событий привело к рождению из вакуума либо твердого тела, либо жидкости, либо газа и т. д.» [25, с. 103].

Существование явления телепортации предметов указывает на возможность «ухода в вакуум» и «рождения из вакуума» не только элементарных частиц и античастиц, но и более сложных физических объектов, представляющих собой огромное, упорядоченное скопление этих частиц. Следует отметить, что, кроме гравитационного и электромагнитного полей, теория физического вакуума выделяет особую роль полю сознания, физическим носителем которого является поле инерции (торсионное поле). Не исключено, что явление телекинеза (передвижение предметов различной природы психофизическим усилием) объясняется способностью человека возмущать физический вакуум вблизи предмета таким образом, что возникают поля и силы инерции, вызывающие движение предмета.

Хорошим подтверждением таким парапсихологическим феноменам являются примеры с Сатья Саи Бабой и с Ури Геллером.

«Саи Баба обладает такой силой мысли, что может влиять на сознание свободных частиц и побуждать их соединяться вместе для образования материи. Он способен наделять информацией электроны и протоны, дабы они определенным образом соединялись и создавали разные элементы» [76, с. 231].

В результате мысленного усилия он материализует различные тела и предметы — соль, камни, медальоны, серьги и т. д., а также фрукты, конфеты, масла и раздает их присутствующим. Его необыкновенный дар известен почти 50 лет и документально подтвержден учеными. «В физической основе этих феноменов лежит новый тип фундаментальных явлений — способность человека создавать биогравитационное поле и черпать энергию из состояния, называемого биовакуумом» [88, с. 17].

А вот что пишет о встрече с Саи Бабой известный ученый Лайэлл Уотсон [77, с. 356]: «Во время моей поездки в Индию я видел человека, умеющего творить почти все чудеса Христа... Он превращает камни в сладости, цветы — в драгоценности, воздух — в священный пепел и лечит прикосновением рук или на расстоянии».

Потрясающие результаты телекинеза демонстрирует Ури Геллер. Он силой мысли гнет металлические предметы, стирает магнитозаписи, заставляет предметы исчезать и появляться вновь [78, с. 250]. Российские ученые при помощи рентгеноспектрального микроанализатора исследовали ложку из металлического сплава, деформированную в результате воздействия феномена Ури Геллера. «В средине перекрученной части ложки обнаружена зона, на границе и вблизи которой произошло перераспределение концентрации элементов сплава. В области деформации структура стала более мелкодисперсной, со множеством специфических микротрещин вблизи зоны. Комплексная картина выявленных изменений похожа на термическое воздействие, которое прошло локальной зоной превращений типа „окалина"» [89, с. 57].

2.2. ТОРСИОННЫЕ ПОЛЯ

Впервые слово «торсионный» было использовано французским математиком Эли Картаном в работе, опубликованной в докладах Французской академии наук в 1913 году. Он был первым человеком, который совершенно определенно сказал: «В природе должны существовать поля, порождающиеся вращением» [11, с. 24]. А вращение есть везде: планеты вращаются вокруг Солнца, ядро атома — вокруг своей оси, а вокруг ядра вращаются электроны. И поскольку на английском языке «вращать» — это «torsion», то поля стали называть «torsion field» — торсионные поля.

Теория торсионного поля уже хорошо разработана. Она восходит к идеям японского ученого Утиямы, который предположил: если элементарные частицы обладают набором независимых параметров, то каждому из них должно соответствовать свое поле: заряду — электромагнитное, массе — гравитационное, а спину — спиновое или торсионное.

В отличие от электромагнитного и гравитационного полей, имеющих центральную симметрию, у торсионного — она осевая (рис. 3), то есть это поле распространяется от источника в виде двух конусов [15, с. 22].

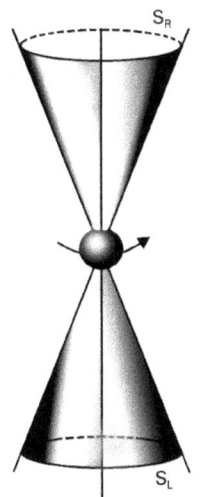

Рис. 3. Иллюстрация структуры торсионного поля в окрестности спинирующего объекта

По классификации Утиямы, торсионные поля — универсальные, силовые, дальнодействующие поля первого рода. Переносчиком торсионных взаимодействий является физический вакуум.

В газете «Чистый мир» (№ 4, 1996 год) в статье А. Павлова о торсионных полях сказано буквально следующее: «Все началось с того, что теоретические разработки замечательного русского физика Г. И. Шипова дали ошеломляющие результаты: торсионные поля — пятое состояние вещества. Об этом не говорится еще ни в одном учебнике. Шипов показал, что все начинается с торсионных полей. Именно из них состоит вакуум, рождающий элементарные частицы, из которых построены атомы, сплачивающиеся в молекулы, образующие все возможные состояния вещества».

В России первый человек, который разработал методику, позволившую со стопроцентной воспроизводимостью фиксировать торсионные поля, был Николай Константинович Карпов. Благодаря работам многих экспериментаторов, в том числе В. В. Касьянова и Ф. А. Охатрина и особенно Карпова, получен большой объем фотографий (около 300), которые демонстрируют возможность фотовизуализации торсионных полей, причем с четкой регистрацией изображения [10, с. 12].

2.2.1. Свойства торсионных полей

Торсионные поля обладают уникальными свойствами и могут порождаться не только спинами. Как показал нобелевский лауреат П. Бриджмен, эти поля при определенных условиях могут самогенерироваться. Мы знаем, например, есть заряд — есть электромагнитное поле, нет заряда — нет электромагнитного поля. То есть, если нет источника возмущения, то нет и причины, чтобы оно возникало. Но оказывается, что торсионные поля, в отличие от электромагнитных, могут появляться не только от какого-нибудь источника, который обладает спином или вращением, но и когда искажается структура физического вакуума.

Если мы в линейно расслоенную структуру физического вакуума помещаем какое-то криволинейное тело, то физический вакуум реагирует на эти искажения, создавая около тела определенную спиновую структуру, которая проявится как торсионное поле. Например, когда человек говорит, возникают уплотнения воздуха, они создают неоднородность, и в итоге в объеме, где существует звуковая волна, появляются торсионные поля. Другими словами, любое сооружение, построенное на Земле, любая линия, проведенная на бумаге, написанное слово или даже буква — не говоря уже о книге — нарушают однородность пространства физического вакуума, и он реагирует на это созданием торсионного поля (эффект формы). Вероятно, первыми торсионными генераторами, использующими эффект формы, были пирамиды, как культовые сооружения, в Египте и других странах, а также шпили и купола храмов [16, с. 60].

Наиболее важные свойства торсионных полей следующие.

- Торсионное поле образуется вокруг вращающегося объекта и представляет собой совокупность микровихрей пространства. Так как вещество состоит из атомов и молекул, а атомы и молекулы имеют собственный спин-момент вращения, вещество всегда имеет торсионное поле. Вращающееся массивное тело тоже имеет торсионное поле. Существуют статическое и волновое торсионные поля. По отношению к торсионным волнам физический вакуум ведет себя как голографическая среда. Торсионные поля могут возникать за счет особой геометрии пространства.

- В отличие от электромагнетизма, где одноименные заряды отталкиваются, а разноименные — притягиваются, торсионные заряды одного знака (направления вращения) — притягиваются (рис. 4). Напомним, что в эзотерике «подобное притягивается подобным». Среда распространения торсионных зарядов — физический вакуум, который ведет себя как абсолютно твердое тело по отношению к торсионным волнам.

- Так как торсионные поля порождаются классическим спином, то в результате воздействия торсионного поля на объект у него изменяется только его спиновое состояние.

- Скорость распространения торсионных волн не менее 10^9 С, где С — скорость света в пустоте, С = 300 000 км/с, то есть практически мгновенно из любой точки Вселенной в любую точку [31, с. 33].

Еще работы советского астрофизика Н. А. Козырева позволили предположить, что воздействия от объектов, обладающих моментом вращения, распространяются со скоростью, неизмеримо большей скорости света. Исследуя поле, характеризующее поток времени, источником которого являются звезды — объекты

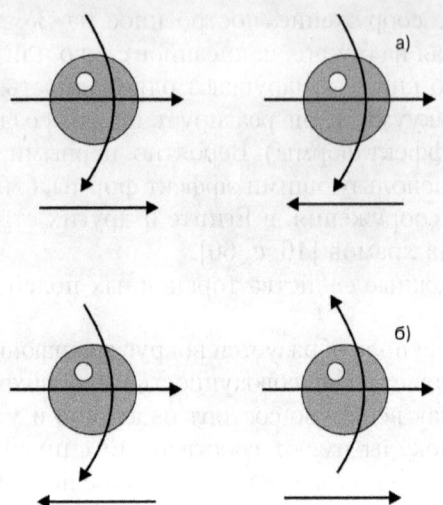

Рис. 4. Взаимное притяжение
и отталкивание спинирующих объектов

с большим моментом вращения, Козырев, по существу, исследовал торсионные поля, но в другой терминологии [82, с. 22]. «Если учесть, что Н. А. Козырев подчеркивал, что одним из главных свойств поля, характеризующего поток времени, является „правое" и „левое", а источниками регистрируемых излучений являлись звезды — объекты с большим угловым моментом вращения, то становится понятным тождественность потока времени в терминологии Козырева и торсионного поля» [33, с. 14].

Возможность суперсветовой скорости можно проиллюстрировать таким примером. Представьте: у вас есть очень длинный стержень, один конец которого на Земле, а другой упирается в звезду Альфа Центавра. Пусть этот стержень абсолютно твердый и лишен упругости. Значит, если ударить по концу стержня, который находится на Земле, то из-за абсолютной твердости стержня это воздействие сдвинет стержень как целое, и другой конец на звезде Альфа Центавра сместится одновременно с тем, который находится на Земле. Получается, что сигнал-смещение покрыл расстояние мгновенно, несмотря на то, что расстояние это безумно велико [11, с. 25]. Высокая скорость распространения торсионных волн снимает проблему запаздывания сигнала даже в пределах Галактики [81, с. 7].

- Торсионные поля проходят через любые естественные среды без потерь энергии. Высокая проникающая способность торсионных волн объясняется тем, что квантами торсионного поля (тордионами) являются низкоэнергетические реликтовые нейтрино.

Отсутствие потерь энергии при распространении торсионных волн делает возможным создание подводной и подземной связи с использованием малой мощности на передаче.

В целях защиты от воздействия торсионных волн ученые создали искусственные экраны.

- Торсионные волны являются неизбежным компонентом электромагнитного поля. Поэтому радиотехнические и электронные приборы служат источниками торсионных полей, причем правое торсионное поле улучшает самочувствие людей, а левое — ухудшает. Печально известные геопатогенные зоны тоже являются фоновыми торсионными излучениями [15, с. 22].
- Торсионные поля обладают памятью. Любой источник торсионного поля поляризует вакуум. В итоге спины элементов физического вакуума ориентируются по торсионному полю этого источника, повторяя его структуру. Физический вакуум при этом становится достаточно стабильным и после снятия торсионного поля источника сохраняет спиновую структуру очень долго. Невидимая простым глазом спиновая пространственная структура называется в обиходе «фантомом». Поскольку собственным торсионным полем обладают все тела живой природы, то фантомы образуются и людьми, и предметами. С изложенных позиций извечный вопрос — реален ли невидимый мир? – имеет однозначный ответ: да, реален. Реален в той же мере, в какой, например, реально материальное магнитное поле [10, с. 11].

Люди на протяжении жизни запечатлевают себя в своих фантомах. Это позволяет избранным «видеть» прошлое. Уже сейчас ведутся исследования по созданию приборов для визуализации торсионных полей. Макеты прошли предварительные испытания [10, с. 11].

В газете «Социалистическая индустрия» (19 октября, 1989 год) в интервью проф. А. Чернетского под названием «Энергия пустоты» сказано следующее: «Если создать мысленный образ в любом месте, например, в углу комнаты, то прибор зафиксирует „оболочки" (ауру) этого фантома, если же мысленно размыть этот образ, то „оболочки" исчезнут — прибор ничего показывать не будет».

Если бы удалось визуализировать невидимый мир, то не только ясновидцам, но и всем людям открылась бы возможность видеть скрытую реальность. И какой же страшной она может оказаться!

При воздействии внешнего торсионного поля на вещество также происходит спиновая поляризация вещества, которая сохраняется довольно долго после снятия внешнего торсионного поля. Наличие такого эффекта — эффекта торсионной памяти — позволяет записывать торсионное поле на любое вещество, например, воду, воск, сахар и т. д. Вспомните, ясновидящая Ванга именно с кусочка сахара считывала информацию о посетителе.

- Торсионное поле имеет свойства информационного характера — оно не передает энергию, а передает информацию. Положительная информация (слова, мысли, действия и т. д.) закручивает торсионные поля в одном направлении, отрицательная — в обратном. Частота вращения торсионных вихрей меняется в зависимости от информации. Торсионные поля могут усложняться и становиться многослойными [32, с. 97].
Торсионные поля — это основа Информационного поля Вселенной.
- Изменения в торсионных полях сопровождаются изменением характеристик и выделением энергии.
- Человек может непосредственно воспринимать и преобразовывать торсионные поля. Мысль имеет торсионную природу. Как считает Г. Шипов: «Мысль — это полевые самоорганизующие образования. Это сгустки в торсионном поле, сами себя удерживающие. Мы ощущаем их как образы и идеи» [108].
- Для торсионных полей нет ограничений во времени. Торсионные сигналы от объекта могут восприниматься из прошлого, настоящего и будущего объектов.
- Торсионные поля являются основой Мироздания.

Следует отметить, что почти все указанные свойства торсионных полей, предсказанные теорией, прямо или косвенно подтверждены экспериментально [14, с. 69].

Возможно, в дальнейшем будут открыты и другие уникальные свойства торсионных полей.

2.2.2. Практическое использование торсионных технологий

Первые сообщения о торсионных полях появились в общедоступной печати несколько лет назад. На Западе существовало твердое убеждение, что если эти поля и существуют в природе, то вследствие своей крайней слабости они фактически ненаблюдаемы и потому не имеют никакого практического значения. Традиционная точка зрения сводилась к утверждениям, что, так как физический вакуум является системой с минимальной энергией, то никакую энергию из такой системы извлечь нельзя. При этом не учитывалось, что физический вакуум — это динамическая система, обладающая интенсивными флуктуациями, которые и могут быть источником энергии.

Наши молодые отечественные ученые решили взглянуть на проблему торсионных полей и физического вакуума поближе. Прежде всего нужно было преодолеть сопротивление старой научной среды, ибо старые представления всегда оказывают отчаянное сопротивление новым теориям или открытиям. Еще Планк сказал, что «научная теория побеждает, когда вымирают представители старой науки».

«Мы понимали: сопротивление старой научной среды не даст нам работать, если мы попытаемся работать в ее рамках, и постарались найти обходные пути... В канун глобального развала страны, в середине 1986 года, Н. И. Рыжков на докладной записке о перспективах развития торсионных технологий написал резолюцию: „Принять меры к организации работ". И в 1987 году нам удалось приступить к организации собственного направления исследований» [108].

Результаты не заставили себя ждать. Первое применение они получили в военном деле. В 80-х годах доктор физико-математических наук А. Е. Акимов изобрел спинторсионный генератор, оружие более опасное, чем ядерное. Оно предназначалось для борьбы с СОИ США. Началось грандиозное развертывание торсионных технологий в военной промышленности.

В постановлении Госкомитета по науке и технике Верховного Совета СССР № 58 от 4 июля 1991 года скромно отмечалось, что на исследования спиновых и лептонных полей через Военно-промышленную комиссию при кабинете Министров СССР по линии МО, МВД и КГБ СССР было израсходовано 500 миллионов рублей (тех еще, полновесных). А центр нетрадиционных технологий ГКНТ СССР изучал всего-навсего «некоторые вопросы дистанционного медикобиологического воздействия на войска и население торсионным излучением» [44, с. 6]. Позднее этот центр был преобразован в Межотраслевой научно-технический центр венчурных нетрадиционных технологий (МНТЦ ВЕНТ).

Однако впечатляющие успехи имеются не только в военной промышленности. За последние 15 лет в России удалось разработать комплекс прорывных технологий на новых физических принципах — торсионных технологий. Эти технологии охватывают все отрасли народного хозяйства и социальной сферы. Областью торсионных технологий являются торсионная энергетика, торсионный транспорт, торсионные коммуникации и связь, торсионное производство конструкционных материалов, торсионная геология и геофизика, химическое производство, экология, утилизация отходов атомного производства и очистка территорий от радиоактивного загрязнения, сельское хозяйство и медицина [14, с. 70; 58].

Теоретические изыскания ведутся по программе, одобренной Нобелевским лауреатом, академиком А. М. Прохоровым. Большой вклад в исследования торсионных полей вносят академик Е. С. Фрадкин, доктора наук Д. М. Гитман, В. Г. Багров, Д. Д. Иваненко, И. Л. Бухбиндер. Интересные результаты получены Г. И. Шиповым и другими. Эти работы поддерживают многие известные ученые, в том числе академик Н. Н. Боголюбов [15, с. 23].

За последние десять лет усилиями свыше 150 организаций была не просто показана научная и экспериментальная возможность реализации всех указанных прикладных направлений в использовании торсионных полей, но часть технологий уже доведена до коммерческого использования и внедрена в производство. По ряду направлений ведется отработка оборудования. Так, в металлургии завершается отработка торсионных технологий на заводских индукционных печах. Ученые освоили методы передачи целенаправленной информации — приказы материалам, какими им стать. Воздействия торсионных полей на расплав металлов были экспериментально подтверждены в Институте проблем материаловедения АН Украины в работах совместно с МНТЦ ВЕНТ в период 1989—1993 годов [31, с. 36].

Проведены успешные опыты по передаче информации с помощью генератора торсионного поля. Первые эксперименты были проведены в Москве еще в 1986 году [81, с. 7], а в настоящее время завершаются работы по созданию промышленных приемо-передающих средств торсионной передачи информации. Перспектива: мгновенная связь на любые расстояния с ничтожными затратами энергии.

В отношении целого ряда технологий имеются экспериментальные подтверждения их практической реализации и чрезвычайно высокой эффективности. Их эффективность оценивается не единицами процентов, как обычно, но исчисляется разами и порядками [115].

Попробуем просуммировать все полученные результаты по разработанным и внедренным технологиям.

- Во-первых, созданы генераторы торсионных полей и опробованы для мгновенной передачи информации на большие расстояния. Материальных преград для этих полей не существует [81, с. 7].
- Во-вторых, с помощью генераторов выплавляют металл, обладающий новыми необычными свойствами [31, с. 36].
- В-третьих, представьте себе свою фотокарточку из паспорта. Обработав ее особым образом торсионным полем, можно увидеть картинку, выходящую за рамки фото. Например, обувь, надетую на вас в момент фотографирования, что осталась за кадром. Такие опыты производятся сейчас с фотографиями звездного неба и поверхности Земли. По любому снимку ее поверхности, наложив различные торсионные матрицы, можно увидеть все, что находится в глубине коры. Это дает возможность открывать месторождения ископаемых, не выходя из кабинета [108].

Немногим сложнее будет разработать аппаратуру, которая прочитает по фотографии человека его внутреннюю суть и судьбу.

В НПО «Энергия» готовится к испытанию первая летающая тарелка. Особенности этого аппарата в том, что он не нуждается в традиционных видах топлива и использует совершенно новый принцип движения [108].

Вообще разработки ученых по использованию новых видов энергии самые многообещающие. Энергию, оказывается, можно черпать из ниоткуда, из пространства. Причем запасы ее неисчерпаемы. Экспериментальные результаты, полученные в последнее десятилетие Муром, Кингом, Нипером и другими, показали, что затраты на высвобождение энергии вакуумных флуктуаций ничтожно малы по сравнению с получаемой и полезно используемой работой [31, с. 34]. В России создана экспериментальная тепловая установка подобного типа. Результаты испытаний превзошли все ожидания.

Торсионные движители планируется испытать уже в ближайшем будущем. Принцип их действия подробно рассмотрен Г. И. Шиповым [116; 117].

Технология, в отношении которой пока еще только планируется экспериментальная апробация, — это технология утилизации отходов атомных производств и очистки территорий с радиоактивными загрязнениями.

По мере все большего освоения торсионных технологий в разных отраслях промышленности будут расширяться позиции новой научной парадигмы, основанной на теории физического вакуума. Этот процесс уже идет, и идет достаточно активно. Об этом свидетельствуют выводы Института стратегических исследований Римского клуба [14, с. 70]. Торсионная технология не имеет мировых аналогов.

Лишь в 1996 году в США, с опозданием против России на 15 лет, начались работы, которые только ставят задачу поиска к путям разработки торсионных технологий.

Как сказал в своем выступлении академик А. Е. Акимов [115]: «Россия еще долго будет монополистом торсионных технологий. Изменения технологий приведут к изменению облика промышленности, а эти изменения в базисе неотвратимо приведут к изменению в надстройке — к изменению в мире всей системы социально-экономических и геополитических отношений, а также к кардинальному изменению проблем международной безопасности. Эти изменения будут неотвратимо исходить из России, и, как это ни парадоксально звучит в условиях нашей действительности, именно России суждено ввести Мир в Новую Эпоху, обеспечить переход в Новую Расу человечества Эпохи Водолея, как предсказывали эзотерики на протяжении многих столетий».

Именно России предстоит ввести человечество в третье тысячелетие. Эта миссия России была предельно точно предсказана почти сто лет назад Максом Генделем. Он писал: «С вступлением Солнца в знак Водолея русский народ и славянская раса в целом достигнут степени духовного развития, которая продвинет их намного выше их нынешнего состояния. Духовность должна развиваться наравне с интеллектом и через интеллект. Существование славянской цивилизации будет кратковременным, но на протяжении своего существования она будет великой и радостной, ибо она родится из глубокого горя и несказанных страданий. А закон компенсации приведет в свое время к противоположному. Из славян произойдет народ, который образует последнюю из подрас арийской эпохи. Славянская цивилизация будет фундаментом развития шестой расы человечества» [128, с. 242].

Теперь же становится понятно, что это будет происходить на основе прорывных технологий на новых физических принципах.

Глава 3

ИНФОРМАЦИЯ, СОЗНАНИЕ, ЧЕЛОВЕК

3.1. ОБ ИНФОРМАЦИИ

> Информация есть информация, а не энергия и не материя.
>
> *Н. Винер. «Кибернетика»*

26 ноября 1997 года в Москве состоялось заседание Шестого Международного Форума Информатизации (МФИ-97), организованного Международной Академией Информатизации под эгидой ООН [57, с. 139].

С интересным докладом выступил академик Э. В. Евреинов, который, в частности, отметил следующее: «Информация как научная категория введена в качестве первичного понятия, которое наряду с понятиями материи и энергии не подлежит определению. Удивительное свойство информации не уменьшаться от того, что ее потребляют, а наоборот, „размножаться", еще не получило четкого научного объяснения. Но ясно то, что в информациологии закладывается фундамент будущей науки, построенной на принципах, в корне отличающихся от классической».

Выступление академика В. И. Астафьева на Форуме было посвящено информационной картине Мира и ее влиянию на человека. Он подчеркнул, что все процессы во Вселенной пронизаны информацией и подчинены двум фундаментальным законам: гомеостаза и блочного принципа строения всех процессов управления (от клетки до социума). Гомеостаз — относительное динамическое постоянство состава и свойства внутренней среды и устойчивость физиологических функций организма [51, с. 324].

Человеческий организм представляет собой приемник и анализатор различных информационных потоков окружающего мира, и сам человек является носителем информации. В подтверждение сказанному можно привести слова великого экспериментатора, нестандартно мыслящего ученого, действительного члена РАМН, РАЕН, доктора математических наук В. П. Казначеева: «В клетках живого вещества сосуществует с ними вторая форма жизни, и она, эта форма, полевая! Полевая форма жизни — это такая организация материально-энергетических потоков, когда идет сохранение и накопление информации на уровне микрочастиц, микрополей. Такой полевой сгусток может воспроизводить, сохранять и умножать информацию, он связан с другими материальными телами как активное образование, способное вписываться в другие образования и воздействовать на них, на окружающее пространство» [102, с. 7].

Слово «информация» было известно еще во времена Аристотеля, но только в конце нашего тысячелетия стало ясно, что корень этого слова «форма» отнюдь не случаен. Потребовалось 2500 лет, чтобы от формы как чисто геометрического понятия совершить скачок к информации как полному описанию предмета, включая не только его внешний вид, но и внутреннее устройство. Таким образом информация обрела свое место в картине бытия как обобщенная идеальная форма.

Несмотря на то, что информация рассматривается как первичное понятие, не подлежащее определению, ученые пытаются понять, что же это такое — информация. Так, доктор технических наук, профессор В. Н. Волченко пишет в своей работе [30, с. 4]: «...Содержательно — это структурно-смысловое разнообразие мира, метрически — это мера данного разнообразия, реализуемая в проявленном, непроявленном и отображенном виде». Доктор технических наук, профессор Г. Н. Дульнев в статье «Информация — фундаментальная сущность природы» [90, с. 65] приводит несколько расширенное определение информации, предложенное Эшби. Он считает, что информация есть мера изменения во времени и пространстве структурного разнообразия систем. А доктор технических наук А. А. Силин в своих работах утверждает, что информация — такая же фундаментальная сущность бытия, как пространство-время и энергия [122, с. 9].

Совершенно ясно одно: информация — это универсальное свойство предметов, явлений, процессов, заключающееся в способности воспринимать внутреннее состояние и воздействие окружающей среды, преобразовывать полученные сведения и передавать результаты обработки другим предметам, явлениям, процессам. Информацией пронизаны все материальные объекты и процессы. Все живые существа с момента их зарождения и до конца своего земного существования пребывают в информационном поле, которое непрестанно, беспрерывно воздействует на них. Жизнь на Земле была бы невозможна, если бы живые существа не улавливали информацию, поступающую из окружающей среды, не умели бы ее перерабатывать и обмениваться ею с другими живыми существами [34, с. 211].

Все окружающее нас пространство образует информационное поле. Еще в апреле 1982 года академик М. А. Марков на Президиуме АН СССР докладывал: «...Информационное поле Вселенной слоисто и структурно напоминает „матрешку", причем каждый слой связан иерархически с более высокими слоями, вплоть до Абсолюта, и является кроме банка информации еще и регулятором начала в судьбах людей и человечества» [28, с.183]. Профессор З. Рейдак уточняет, что информационное поле Вселенной является живой системой, способной получать информацию, хранить ее, обучаться на ранее полученной информации, творить новую информацию внутри себя и по своей воле давать распоряжения к материальному движению и действию [118, с. 50].

Ученые считают, что так же слоисто околоземное пространство. Мы уже знаем, благодаря гелиеметрическим исследованиям, что Земля — это живая сущность. Доктор технических наук В. Д. Плыкин в своих разработках рассматривает планету Земля как живой организм, представляющий собой систему разноматериальных миров (слоев), объединенных информационным слоем и управляемых слоем сознания планеты [29, с. 18].

Информационный слой планеты (по Плыкину) содержит всю информацию о нашей планете и о каждом человеке, живущем на ней. Этот слой обеспечивает информационный обмен Земли с Вселенной и информационный обмен Земли с каждым человеком, населяющим ее. Слой сознания представляет собой информационно-энергетическую сферу, созданную совокупным взаимодействием сознаний всех существ Земли.

Нижние слои информационного слоя планеты доктор сельскохозяйственных наук, профессор Э. К. Бороздин предложил назвать биосферой, ноосферой и психосферой [119, с. 19]. По его мнению, биосферу составляют биомасса всего живого и энергия жизнеобеспечения; ноосфера включает в себя ту часть планеты, которая находится под влиянием биоэнергии живых существ и, прежде всего, человека, сложных взаимоотношений между людьми и всего человечества с природой; психосфера человечества (или Земли) вливается в гармонию Вселенского Сознания и играет в ней определенную роль. И чем больше развивается духовность человечества, тем большее влияние оказывает психосфера Земли на Вселенское Сознание.

Заключительным аккордом о многослойности пространства могут служить слова проф. В. Н. Волченко [30, с. 9]: «Тонкий Мир может быть многослойным, причем верхние слои имеют более тонкую „энергетическую" (а в нашем понимании — информационную) структуру. В то же время, Тонкий Мир содержит набор своеобразных образцовых информационных матриц, по которым реализуется построение Вещественного Мира. Реальность Тонкого Мира доказана учеными разных стран квалифицированными исследованиями феноменов сознания в психофизике и квантовой механике. С другой стороны, Тонкий Мир, как мир чистого сознания, должен содержать информацию обо всем вещественном. А это весьма сложно: идеи, законы природы, алгоритмы развития, банки данных и т. д. Таким образом, мир сознания или непроявленный (Тонкий) мир должен быть несравненно более сложным, чем вещественный, телесный».

Единое Информационное Поле Вселенной поистине имеет космическую размерность, оно содержит информацию, характерную не только для Вселенной как целого, но и информацию всех уровней, в том числе и информационного уровня человеческого бытия. Единое информационное Поле хранит в себе голограммы каждого человека с миром его чувств и мнений [50, с. 157].

Учеными уже давно установлено, что материальным носителем информации в физическом мире являются электромагнитные волны. Электромагнитный спектр (спектр простых синусоидальных колебаний) представляет своеобразный язык, на котором осуществляются передача и прием информации между физическими системами, в том числе и живыми организмами. Отсюда следует, что человек в процессе познания мира посредством органов чувств принимает и расшифровывает информацию, закодированную в электромагнитном излучении. Ведь наши зрение, слух, обоняние, вкус и осязание функционируют на уровне атомов при помощи электромагнитного поля. Человек и животные имеют акупунктурную систему, способную воспринимать сигналы извне и затем трансформировать их в соответствующие формы внутренней активности [50, с. 159].

А материальным носителем информации в Тонком Мире являются торсионные поля или торсионные волны. Именно они лежат в основе таких феноменов, как интуиция, ясновидение, телепатия, предчувствие и т. д. Интересное сообщение было опубликовано в «Российской газете» (17 июня, 1995 год). В нем говорилось о том, что одна из закрытых организаций обучает с целью шпионажа людей с определенными телепатическими способностями. Общение телепатов-курсантов происходит через информационное поле Земли, которое содержит в себе голограммы различных видов: зрительные, тепловые, звуковые и т. д. В этих голограммах кристаллизированы мысли, чувства и слова каждого человека [50, с. 242].

Несколько лет назад академики В. П. Казначеев и А. П. Дубров в своих экспериментах установили, что на биологические объекты оказывает управляющее влияние некий фактор космического происхождения, который не имеет молекулярного строения. «Он обладает устойчивой внутренней структурой, которая способна хранить информацию в закодированном виде. Процессы, происходящие с его участием, находятся как бы вне времени, а прошлое, настоящее и будущее в нем как бы сосуществуют» [118, с. 75]. Сегодня уже ясно, что в природе таким требованиям отвечает физический вакуум, который является носителем торсионных плей, а торсионные поля, в свою очередь, являются носителем сознания.

Еще в 1990 году известный авторитет в космологии А. Д. Линде в своей книге «Физика элементарных частиц и инфляционная космология» предположил, что наши представления о сознании в ближайшее десятилетие претерпят существенные изменения. «Не может ли быть так, что сознание, как и пространство-время, имеет свои собственные степени свободы, без учета которых описание Вселенной будет принципиально неполным? Не окажется ли, что изучение Вселенной и изучение сознания неразрывно связаны друг с другом? Не станет ли следующим этапом развитие единого подхода ко всему нашему миру, включая и внутренний мир человека?» [63, с. 59].

Он как в воду смотрел. И сегодня доктор физико-математических наук А. В. Московский в своем интервью газете «Чистый мир» [108] говорит: «Мир — колоссальная голограмма. Каждая его точка обладает полнотой информации о мире в целом. Основа мира — Сознание, носителем которого выступают спин-торсионные поля. Слова и мысли — торсионы, творящие явления мира. Мысль рождается, и о ней сразу знает весь мир. Человек проецируется на Вселенную в пропорциях, не сравнимых с величиной его физического тела. Чудовищная ответственность ложится, с пониманием этого, на человека. Объективно мы пришли к выводу, что Мир имеет в своей основе Сознание как единое мировое начало. Сегодня, в свете последних открытий, существование мира, как универсального Сознания, проявляющего себя различным образом — научная реальность. Поле Сознания порождает все, и наше сознание — часть его».

Большая группа ученых высказывает мнение о том, что во Вселенной существует «суперкомпьютер, управляющий всеми элементарными частицами, атомами и молекулами, а также их взаимодействиями с помощью торсионных полей и виртуальных частиц». Например, академик А. Е. Акимов по этому поводу пишет: «Если учесть, что Вселенная пронизана средой — физическим вакуумом, учесть также, что физический вакуум обладает свойством голограммы, и принять во внимание его свойства как спиновой системы (роль торсионных полей с их необыкновенными свойствами), то становится возможным рассмотрение Вселенной как целостной системы, а идеи полевых (торсионных) вычислительных машин (ТВМ) позволяют не абстрактно, а вполне конкретно обсуждать квантовый подход к проблеме Вселенной как супер-ТВМ. Если принять предложение о торсионной (спиновой) основе этой супер-ТВМ и вспомнить концепцию торсионной природы Сознания, то становится очевидным, что Сознание оказывается органической частью супер-ТВМ (Вселенной), встроенной в нее наиболее естественным образом в силу общности физических принципов функционирования» [16, с. 74].

Представьте себе вычислительную машину, которая при объеме наблюдаемой Вселенной (ее радиус порядка 15 млрд км) наполнена элементами с объемом 10^{-33} см^3. И вот такой мозг, заполняющий всю Вселенную, конечно, наделен возможностями, которые нельзя ни представить, ни сфантазировать. А если учесть, что в действительности этот мозг функционирует не по принципу электронных вычислительных машин, а на основе торсионных полей, то, как считает Акимов, «Вселенная есть суперсовременная вычислительная машина, и кроме нее ничего в мире больше нет. Все остальное — та или иная форма проявленного Абсолюта» [11, с. 27].

Если признать, что Вселенная представляет собой гигантский компьютер, то энергоинформационный пакет (сгусток), который представляет собой наша душа, после смерти заполнит определенную ячейку его памяти. Причем, на какой уровень Тонкого Мира попадет наша душа, будет зависеть от качества «ленты прожитой жизни», воспроизводимой в момент смерти. Именно о ней упоминали все, пережившие состояние клинической смерти или побывавшие в экстремальных ситуациях, говоря, что «перед глазами пронеслась вся прожитая жизнь в обратном хронологическом порядке».

И вот здесь уместно вспомнить гениальный роман-предвидение «Солярис» известного польского писателя-фантаста Станислава Лема. В романе «Солярис» Лем блестяще описал возможность и последствия появления разумных существ, выполненных из информации наших чувств и воспоминаний. Эти существа — точные копии жен и детей астронавтов — были выполнены чужим миром из плотной материи. Матрицей для изготовления таких сложных структур служило информационное поле астронавта. Фантомы были разумными, в точности копировали поведение людей, неуязвимыми для любого вида воздействия, бессмертными, правда, как выяснилось со временем, до тех пор, пока не рвался энергетический контакт с их создателем — мыслящим океаном Солярис.

Итак, в мире правит информация.

3.2. О СОЗНАНИИ

> Буддизм считает, что все в конечном итоге создается сознанием. Уровни сознания разные, и самый тонкий из них вечен.
>
> *Далай-лама* [106, с. 21]

> От Ньютона до Куна, сна-покоя не зная,
> развивалась наука, парадигмы меняя...
> И решила наука, что в Сознании сила,
> а не только в Материи — как раньше учила.
>
> *А. Ильин* [114, с. 24]

Согласно современным научным взглядам, Сознание следует понимать как высшую форму развития информации — творящую информацию, причем связка «информация-сознание» понимается таким же фундаментальным проявлением Вселенной, как «энергия-материя» [30, с. 4; 119, с. 18].

При рассмотрении природы сознания через специфические проявления торсионных полей — материальных объектов — становится очевидным, что сознание само по себе является материальным объектом. С физической точки зрения, сознание является особой формой полевой (торсионной) материи [14, с. 72].

Сознание и материя на уровне торсионных полей оказались неразрывными сущностями. С этих позиций стало очевидным, что сознание выступает в качестве посредника, объединяющего, с одной стороны, все поля, весь материальный мир, а с другой стороны — все уровни Тонкого Мира.

Таким образом, высказанная еще Пифагором идея монады как своеобразного «микрокентавра» сознания и материи, то есть идея неразрывности сознания и материи, нашла свое научное подтверждение лишь два тысячелетия спустя.

Проблемой сознания на современном уровне занимаются очень многие ученые. Физическая реальность сознания уже не вызывает сомнения. Ученые идут дальше, они пытаются понять, как информация поступает в наш мозг, что происходит при этом в мозге и в человеческом организме, как проявляет себя наше сознание.

В свое время В. В. Налимов обосновал две формы поступления информации в мозг, определяемые рефлективным и континуальным мышлением.

В первом случае человек получает информацию словами, думает словами, а иногда преобразует их в образы. Такой способ передачи информации (вербальный) обладает малой информационной емкостью, требует активного участия мозговых структур по расшифровке, переработке, дополнению принятой информации. Этот вид мышления не может существовать без языка. Незнание языка делает получаемую информацию бесполезной для создания образа.

При континуальном сознании мышление осуществляется не словами, а образами. Такое образное мышление характеризуется большим поступлением информации в мозг в единицу времени, несоизмеримым с вербальным мышлением [118, с. 8].

Образным мышлением пользуются и человек, и животные. Но с развитием вербального, логического (выраженного словами) мышления оно стало для человека основным. Вербальное мышление позволяет развиваться абстрактному мышлению и дает некоторые преимущества в общении.

За эмоции и образное мышление отвечает правое полушарие головного мозга. Логическое и абстрактное мышление находятся под контролем левого полушария, ставшего для человека ведущим. Правое полушарие сначала у мужчин, а потом все чаще и чаще у женщин оказывалось в подчиненном положении. Мы стали меньше жить эмоциями, больше логикой.

Что же здесь плохого? Например, вся наука строится на логике. Как пользуются животные своим образным мышлением, и почему они нам не завидуют? Или завидуют? Давайте обратимся к простым примерам.

В доме умер человек. На дворе завыла его собака. Откуда она узнала о моменте смерти? Накануне землетрясения, наводнения и других стихийных бедствий животные начинают спасаться бегством. Во время второй мировой войны в Англии кошка не поленилась перетащить весь свой выводок в другое крыло госпиталя, где она жила, а позже на покинутое место упала бомба... Случайность? А другая кошка ночью разбудила хозяйку, вынудив все семейство выйти из дома, и вовремя: в дом попал снаряд. И таких примеров очень много. В Англии была даже выпущена медаль для награждения кошек за спасение людей [75, с. 23].

Получается, что животные и, как выяснилось, даже растения владеют каким-то очень важным способом получения информации, недоступным человеку, «венцу творения». А этот способ — есть метод прямого знания, основанный как раз на образном мышлении, на работе правого, эмоционального полушария. Этому можно научиться, чтобы в какой-то степени восстановить утраченное умение.

В полной мере способностью к образному мышлению обладали представители древних цивилизаций. Анализ описания жизни атлантов, выполненный доктором медицинских наук Э. М. Каструбиным, позволяет сделать вывод о том, что они представляли «правополушарную цивилизацию», где интуиция была способом познания. Общение их происходило путем передачи образов, язык отсутствовал. Их мозг мог создавать особые резонансные эффекты с тонкоматериальным миром, источником созидательной энергии. С помощью неведомой нам психической энергии они могли создавать материальные ценности.

«Сейчас уже не вызывает сомнения, что многие представители ушедших цивилизаций могли пользоваться возможностями Единого Информационного Поля, а их мозг содержал самые различные программы дистанционного взаимодействия с единым информационным семантическим Сознанием» [118, с. 8]. Предшествовавшая нам цивилизация лишилась возможности атлантов, но смогла выжить благодаря появлению языка и сознания. Это был компенсационный подарок природы, обеспечивающий выживание человечества: мы являемся классической „левополушарной цивилизацией", наш разум создает язык и культуру, нашим девизом этики и морали является формула „не вопреки здравому смыслу"».

Представляет определенный интерес интервью известного ученого Ю. А. Фомина, данное корреспонденту журнала «Терминатор» [103, с. 7]. На вопрос журналиста «Как вы представляете себе сверхчеловека XXI века?» — ученый ответил так: «Проблема заключается в получении человеком информации. При вербальных взаимоотношениях мы можем воспринимать лишь до 500 бит информации в секунду. Буква русского алфавита равна 5 бит. А мозг воспринимает четыре миллиарда бит в секунду. Раньше люди могли общаться друг с другом на чувственном уровне, но потом огрубели и целиком перешли на вербальные отношения. До сих пор некоторые племена, находящиеся на первобытной ступени развития, многое воспринимают на уровне чувств, интуиции. Хорошая мать, несмотря ни на что, почувствует, что ее ребенок в беде, даже если он далеко от нее.

— Вы говорите о телепатических контактах?

— Восприятие образов и есть телепатический контакт.

— Вы предполагаете, что в XXI веке такими способностями будут обладать многие люди?

— Не предполагаю, а знаю это совершенно точно. Человек будущего откажется от языкового обмена информацией, сделавшись как бы частицей общего мозга. Каждый от рождения будет обладать теми знаниями, которыми располагает человечество. И с собственным организмом у человека будут совсем другие взаимоотношения. Он сможет воздействовать на свой организм в нужном направлении, начиная от самоисцеления и заканчивая самоуничтожением. Но главное, изменится его сознание».

Каковы же каналы поступления информации в мозг? В результате многочисленных экспериментов и научных исследований к интересным выводам пришел в своей работе А. В. Бобров [120, с. 58]. Он, как и многие другие, утверждает, что в основе механизма сознания лежат полевые информационные взаимодействия, и приводит основания для такого утверждения:

- современными научными методами в коре головного мозга не обнаружены центры мышления и памяти, а также

специфические структурообразования, регулирующие функции мышления и памяти;
- механизм реализации мышления и памяти, по его утверждению, неизвестен;
- мышление и долговременная память не могут быть реализованы на пути распространения нервных импульсов по нейронным сетям головного мозга, поскольку скорость перемещения потенциала действия вдоль нервного волокна и время синаптической передачи не обеспечивают реально существующее быстродействие механизмов мышления и памяти. Такое быстродействие при переносе, запоминании и извлечении из памяти ничем не ограниченных объемов информации может осуществляться только на полевом уровне;
- биологические системы обладают материальной основой для реализации механизма сознания на полевом уровне. Исходящее от них излучение несет сложную информацию и имеет, как считает А. В. Бобров, торсионную природу.

Действительно, деятельность человека в значительной степени зависит от спинового состояния молекул, входящих в состав любой клетки. Каждая клетка создает свое торсионное поле и подвержена воздействию внешнего торсионного поля. И если в качестве клетки выступает клетка мозга с особенно тонкой организацией-нейроном, то естественно предположить, что торсионные поля будут индуцировать некие образы сознания. Совокупность торсионных полей всех молекул нейрона образует торсионное поле нервной клетки, несущее информацию о ее состоянии — возбужденном или спокойном. В свою очередь, торсионное поле нейрона является частью торсионного поля коры головного мозга, которое несет информацию об идеях (образах). Следовательно, при воздействии внешних торсионных полей в клетках мозга формируются спиновые структуры, которые вызовут в сознании соответствующие образы и ощущения [85, с. 134].

Доктор физико-математических наук Л. В. Петрова, которая вот уже восемь лет занимается исследованиями психофизики, говорит о мощном воздействии психической энергии на физические процессы, на судьбу отдельного человека и о том, что с помощью торсионных полей можно объяснить любую проблему, связанную с психической энергией. Причем психическая энергия исследуется как реально существующее энергетическое поле.

«Обмен словом, мыслью — это обмен мощным зарядом энергии. И это уже научное знание! Человек есть клеточка человечества, радость и боль каждого неизбежно отражается на всех. Исследования показали, что 70% детей с ДЦП рождаются у родителей, решающих до третьего-четвертого месяца, быть ребенку или не быть. Дети с ярко выраженным косоглазием и близорукостью рождаются у пары, где один из родителей хочет девочку, а другой — мальчика» [108].

Все вышесказанное убедительно подтверждает: наши мысли и чувства — это торсионы, поскольку материя мыслей и чувств есть элемент торсионных полей. «Уравнения, описывающие мысль, нелинейны. Это говорит о том, что мысль может влиять сама на себя, то есть представляет собой самоорганизующуюся структуру, способную жить своей жизнью» (108).

«Мысли, которые мы выбираем, подобны краскам, которыми мы пишем на холсте своей жизни» [98, с. 18].

Как же важно каждому из нас знать об этом, помнить об этом! Вот почему эзотерика всегда утверждала, что контролировать свои мысли чрезвычайно важно, так как мысль материальна! И как легкомысленно мы всегда относились к этому предупреждению. Может быть, наука заставит нас обратить внимание на свои слова и мысли?

Мысли проносятся в мозгу очень быстро и сначала трудно их выразить. А наш речевой аппарат, напротив, работает медленно. И если мы сможем начать «редактировать» свою речь, прислушиваясь к тому, что собираемся сказать, и не позволять себе произносить ничего негативного, тогда мы овладеем искусством управлять своими мыслями. Произносимые нами слова обладают громадной силой, хотя многие из нас не понимают всей их важности. Слова — основа всего, что мы регулярно воспроизводим в своей жизни. Мы постоянно что-то говорим, но делаем это небрежно, редко задумываясь о содержании и форме наших высказываний. Мы не обращаем внимания на то, какие слова мы выбираем. И оказывается, большинство из нас использует отрицательные формы. А следовало бы всегда помнить о том, что «словом можно убить, словом можно спасти, словом можно полки за собой повести!»

Каждое слово, каждый звук, произносимый нами, каждая мысль, излучаемая нами, искажают физический вакуум вокруг нас и создают торсионные поля. Эти поля могут быть правого и левого вращения (в зависимости от мысли или слова) и их воздействие на любого другого человека, да и на нас самих, может быть либо положительным, либо отрицательным.

Очень мощные генераторы негативных торсионных полей, настоящее психотронное оружие — телевизоры. С их экранов потоком льется кровь, жестокость, насилие, пошлость, страсть, эротика — так называют чуть разбавленную похоть. Эти виды торсионных полей сразу же начинают разъедать ткань судьбы тех людей, которые подвергаются такой обработке. И жизнь наша, и политика с экономикой — это проявляющаяся в материи картинка, которую мы перед этим рисуем в торсионных полях. Почему мы так мрачно живем? Потому что мы рисуем свое будущее торсионами ужаса, раздражения, ненависти, злобы. Скоро монстры сойдут с экрана в нашу жизнь.

Для противодействия всему этому негативу во многих странах Европы и в США стали создавать школы, изучающие менталитет успеха на базе взаимодействия с информационным полем Земли. В основе этого психологического открытия — обучение человека приемам чувствовать себя счастливым.

Нужно исключить из своего сознания мысли о неудачах, переключить себя только на успех во всем. Концентрация на успехе заставит нас думать и говорить только о нем, чувствовать его. Нужно любым способом отказываться быть неудачником и ничтожеством. Понятие «успех» вызовет качественный сдвиг в нашем сознании, и это обязательно отразится на наших делах.

Разработчиком этих принципиальных положений по востребованию успеха и использованию информационно-энергетического поля стал американский профессор Ч. Тойч [118, с. 85].

Но сознание способно на большее. Сознание создает мыслеформы — некоторые устойчивые полевые образования, несущие определенную информацию [113, с. 7]. А. П. Дубров идет в своих выводах несколько дальше: «Сознание способно не только создавать мыслеформы, но и объективизировать их по своему желанию из виртуальных частиц. Из этого следует, что сама мысль, возникшая у человека, представляет собой универсальную энерго-полевую субстанцию, способную трансформироваться в любые виды материи и взаимодействовать с виртуальными частицами физического вакуума» [88, с. 18]. Здесь уместно вспомнить о материализации предметов из «ничего» Сатья Саи Бабой.

Если учесть, что Вселенную можно рассматривать как супер-ТВМ, то «человеческий мозг есть всего лишь биологический компьютер и приемопередатчик информации». Так считают многие ученые, например, лауреат Нобелевской премии антрополог проф. Р. Эклс [63, с. 53].

Биологический компьютер или, как его еще называют, «биокомпьютер сознания — БКС», основанный на молекулярной элементной базе, обладающий памятью и способностью мышления, включает в себя кору головного мозга и некоторое пространство физического вакуума конечного размера вокруг человека. Это означает, что функционирование такого БКС происходит на уровне физического вакуума путем взаимодействия структур торсионных полей, создаваемых корой головного мозга индивида, с торсионными полями, образованными другими объектами.

Академик А. Е. Акимов по этому поводу пишет [85, с. 135]: «Индивидуальное сознание как функциональная структура включает в себя не только собственный мозг, но и структурированный в виде торсионной вычислительной машины физический вакуум в пространстве около мозга, то есть является своеобразным биокомпьютером».

Такая точка зрения не расходится с мнением профессора Э. К. Бороздина, который считает, что информация содержится во всех частях физического тела, в тонкоматериальных и духовных телах человека и других живых существ, а мозг является устройством, обеспечивающим выбор нужной информации и ее обработку до состояния, которое может быть осознано или воспринято на уровне подсознания или сознания [46, с. 58].

Подобную оценку дает и Дигениус Ван Руллер [76, с. 237]: «Часть нашего мозга может работать как телевизионный приемник и передатчик, а другая часть может обрабатывать и оценивать информацию».

3.3. ЧЕЛОВЕК И ТОРСИОННЫЕ ПОЛЯ

> Все мы гиганты, воспитанные пигмеями, которые научились жить, мысленно сгорбившись.
>
> *Р. А. Уилсон* [96, с. 23]

«Еще Н. Бор говорил, что новая физика должна включать в себя сознание как объект, подобный всем остальным объектам физики. Так вот, теория торсионных полей показала, что на основе спиновых эффектов можно объяснить проблемы сознания и мышления, включить их как нормальные физические объекты в общую картину физических представлений о мире» [11, с. 25].

Человек как часть природы создан из атомов и молекул, обладающих ядерными и атомными спинами. Так как спин есть источник торсионных полей, то каждая клетка человека создает свое торсионное поле. Клетки, соприкасаясь друг с другом, образуют общее торсионное поле, которое как магнит притягивает и ориентирует их в определенном положении в пространстве, создавая неповторимую комбинацию клеток. Можно сделать вывод, что человеческий организм в целом создает свое общее торсионное поле. Именно оно является основой всего живого, так как служит носителем информации организма в целом и его клеток о структуре, состоянии как внутреннего, так и внешнего мира человека. При его помощи до каждой клетки доносятся все мысли, чувства, желания, направления жизнедеятельности человека, его устремления [40, с. 52].

Академик Г. И. Шипов говорит по этому поводу следующее [108]: «В человеке несколько уровней торсионных полей соответствуют невидимым энергетическим телам и известны на Востоке как чакры. В человеческом теле чакры — фокусы торсионных полей. Чем выше расположена чакра, тем выше частота поля».

В рамках концепции торсионных полей человек рассматривается как одна из сложнейших спиновых систем. «Сложность его пространственного частотного торсионного поля, — пишет А. Е. Акимов, — определяется громадным набором химических веществ в его организме и сложностью их распределения в нем, а также сложной динамикой биологических превращений в процессе обмена. Каждого человека можно рассматривать как источник (генератор) строго индивидуального торсионного поля. Его торсионное поле вызывает спиновую поляризацию в окружающей среде конечного радиуса, оно несет в себе информацию о нем и оставляет свою копию и на одежде, и на физическом вакууме» [50, с. 268].

Как установила современная наука, общее торсионное поле человека имеет правое вращение, лишь у одного на несколько миллионов может быть торсионное поле левого вращения. Человек имеет возможность влиять на свое торсионное поле.

Прежде всего, есть некие биохимические процессы, изменяющие структуры спинов частиц, из которых состоит человек. С помощью этих биохимических процессов можно изменять спиновое состояние и, тем самым, менять внешнее торсионное поле, которое мы излучаем. Например, изменяя ритмику дыхания на вдохе-выдохе (то есть меняя соотношение углекислоты и кислорода), мы можем добиться того, что у нас будет преобладать излучение правого торсионного поля, либо левого, хотя в нормальном состоянии поле у нас правое. Так, задержка дыхания на выдохе на одну минуту увеличивает вдвое напряженность этого поля, а задержка дыхания на вдохе меняет знак поля [50, с. 269].

Кроме того, установить взаимосвязь между торсионными полями и человеком как самоуправляемым источником этих полей и как биологическим приемником внешних торсионных излучений, можно с помощью концепции «спинового стекла», используемой для создания модели механизмов мозга. Следует заметить, что концепция спинового стекла распространяется и на все другие среды человеческого организма — жидкие, коллоидные, твердые [33, с. 25].

Предполагается, что мозг — это аморфная среда (стекло), обладающая свободой в динамике спиновых структур. Изменение этой спиновой структуры в процессе мышления изменяет то торсионное поле, которое излучается мозгом. То есть в процессе мышления в мозге протекают биохимические процессы, и возникающие при этом молекулярные структуры реализуют динамический спиновый процесс, который генерирует торсионные излучения. Таким образом, мозг выступает в роли торсионного излучателя — источника торсионной поляризации окружающего человека физического вакуума [10, с. 11].

Многочисленные опыты позволили установить, что экстрасенсы реализуют свои способности именно через торсионные поля.

При воздействии на мозг внешнего торсионного поля в нем возникают спиновые структуры, повторяющие спиновую структуру этого поля. В мозге возбуждаются сигналы, которые могут управлять физиологическими процессами в организме человека или вызывать, например, слуховые или зрительные образы прямо в мозге, минуя органы чувств.

В своей книге «Гипноз: информационный подход» (1977 г.) доктор Боуэрс пишет [94, с. 146]: «Если процессы обработки и передачи информации являются общими для психической и соматической сфер, проблему сознания — тела можно переформулировать следующим образом: как информация, получаемая и обрабатываемая на семантическом уровне (на уровне сознания) преобразуется в информацию на соматическом уровне (на уровне физического тела)?»

Чтобы ответить на этот вопрос, доктор Боуэрс предлагает понятие «сознание—тело» заменить понятием «психосоматическая единица», подобно тому, как Эйнштейн объединил понятия пространства и времени в единый континуум «пространство—время». О подобном объединении пишет в своей книге «Телопсихика человека» (1999 г.) доктор психологических наук И. П. Волков.

Так что же происходит, когда в наш мозг поступает какая-либо мысленная или словесная «установка» в виде внешнего торсионного поля? Происходит спиновая поляризация частиц мозга. Так как между отделами головного мозга, а также между головным мозгом и остальными системами организма существует связь, эта «установка» может быть легко преобразована в биохимические рефлексы организма в целом. В частности, «установочные» рефлексы коры головного мозга преобразуются в нейрохимические и гормональные процессы, проходя через гипоталамус, отвечающий за многие системы организма, включая и иммунную систему.

Исследования ученых показали, что правые торсионные поля действуют на человека положительно, если не превышают некий порог чувствительности. Действие левых торсионных полей положительно лишь в гомеопатических дозах. Но если их интенсивность соизмерима с фоновой интенсивностью человека, они чрезвычайно вредны. Например, действие любого музыкального произведения можно оценить по создаваемому им торсионному полю. Создает ли оно только правое торсионное поле? Или только левое? Или это — некое сочетание правых и левых полей? Каково это сочетание по длительности и интенсивности? И если сейчас запрещено продавать яды, наркотики, то когда-нибудь человечество созреет до запрета определенных музыкальных произведений (и вообще произведений искусства), создающих только левые торсионные поля, которые глобально вредны [11, с. 26].

Давайте представим, что экстрасенс дает вам «установку на выздоровление» — его мозг выступает в качестве излучателя правого торсионного поля. Он поляризует вакуум в районе вашей головы. Внешнее торсионное поле вызывает спиновую поляризацию элементарных частиц вашего мозга, то есть спины частиц ориентируются по внешнему торсионному полю. Эти «установочные» рефлексы преобразуются в нейрохимические и гормональные процессы. Среди химических систем, регулируемых гипоталамусом, имеется большое число нейропептидов, включая хорошо известные сегодня эндорфины, имеющие совершенно сходное с опиумом успокаивающее и обезболивающее действие. Нейропептиды обладают дуализмом: иногда ведут себя как гормоны (химические вещества, вызывающие изменения в функционировании организма), а иногда — как нейропередатчики (химические вещества, вызывающие изменения в функционировании головного мозга) [94, с. 148].

Действуя как нейропередатчики в головном мозге, нейропептиды обеспечивают открытие новых нейронных дорожек, «сетей» и «рефлексов». Это означает, что большая доза нейропептидов оказывает на мозг такое же влияние, как и большая доза любого психоделического вещества, давая возможность воспринимать мир по-новому.

Иными словами, происходит существенное увеличение количества информации, обрабатываемой за единицу времени. Чем больше новых цепей образуется в мозге, тем больше информации мозг способен уловить в самых простых и обыденных предметах и событиях.

Большой выброс нейропептидов может восприниматься как озарение или «видение всего мира».

Когда нейропептиды покидают головной мозг и начинают действовать как гормоны, они взаимодействуют со всеми важными системами, включая иммунную. Повышенная активность нейропептидов вызывает повышенную сопротивляемость организма болезням, внутреннее ощущение «хорошего самочувствия» и нечто вроде всплеска надежды и радости у больного.

Другими словами, по мере того, как улучшается наша способность обрабатывать информацию, растет и наша сопротивляемость нездоровью. Так как нейропептиды проникают во все жидкости в организме (кровь, лимфу, цереброспинальную жидкость и т. д.), а также в промежутки между нейронами, такая нейропептидная система действует медленнее, но более целостно, чем центральная нервная система [94, с. 151].

На этом же принципе основывается лечение методом самоубеждения. Каждому акту мышления соответствует своя спиновая структура в мозге, которая приводит к соответствующему торсионному излучению и к созданию собственных «установок» на выздоровление.

Говорят, что женщина любит ушами. Не удивительно. Как более тонко чувствующий субъект, она моментально реагирует на торсионные поля, создаваемые в пространстве вашей речью. Поскольку у женщин правое полушарие мозга (чувственное) развито больше, чем у мужчин, огромное значение играет эмоциональная окраска ваших слов. И если ваша речь ласковая (торсионные поля, созданные в пространстве речью, правые), то в ее мозге выделяется повышенное количество нейропептидов, которые дальше сделают свое дело сами.

Таким образом, в распоряжении человека есть возможность воздействия на собственное излучаемое торсионное поле: ритмичность дыхания, внутренний настрой, контроль за мыслями, йога, техника трансцендентальной медитации Махариши. О последней стоит сказать особо.

Махариши Махеш Йога — физик по образованию, выпускник университета в Аллахабаде — много лет был учеником великого гуру Дэви [61, с. 10]. Переняв от своего учителя знания и преломив их в свете современных исследований, он стал величайшим специалистом по древнеиндийской философии, йоге и их прикладным направлениям и уже со званием Махариши Махеш Йоги в 50-х годах отправился из Индии в США.

В 1957 году он поражает весь мир (кроме социалистических стран) новой программой Трансцендентальной медитации (ТМ). Под его влияние попадают участники популярнейшей группы «Битлз», учителем которых он становится на долгие годы.

Суть методики трансцендентальной медитации Махариши заключается в следующем. Если на некоторой территории собрать группу людей в количестве, равном корню квадратному из 1% населения, и эта группа будет осуществлять коллективную медитацию, то заданное психофизическое состояние будет в среднем навязываться всему населению этой территории. В 70-е годы эта методика была опробована в ряде штатов США. Отмечалось отсутствие положительных результатов в штате Нью-Йорк. Однако в других 15 штатах положительные результаты были несомненными. В 80-е годы эти работы вышли на международную арену. Были созданы три группы — в Иерусалиме, Югославии (около 2000 км от Ливана) и в США (около 7000 км от Ливана). Эти группы, судя по официальным публикациям, с ноября 1983 года по май 1984 года осуществляли коллективную медитацию с целью умиротворить воюющих в Ливане. В период таких воздействий количество боевых операций уменьшалось более чем на треть. По публикациям Джона Хагелина (физика-теоретика), воздействие на Ливан со столь же высокой эффективностью продолжалось до середины 1985 года [10, с. 12].

Итак, любая наша деятельность сопровождается возникновением в окружающем нас пространстве физического вакуума торсионных полей, скорость распространения которых превышает скорость света в миллиард раз. Торсионный эффект, то есть закручивание полей сверхвысоких частот, имеет большой эволюционный смысл — внутри закрученных полей сохраняется информация. Эта информация имеет также обратное воздействие на торсионные поля, способствуя их усложнению во имя лучшего сохранения информации. Кстати говоря, полевой перенос и сохранение информации не является чем-то сверхъестественным; стоит вспомнить хотя бы телевидение и радио.

Одни силы, бушующие в Тонком Мире, приводят к закручиванию торсионных полей, другие силы раскручивают их. Те силы, которые закручивают торсионные поля, способствующие сохранению информации, являются позитивными, а те силы, которые раскручивают торсионные поля, — негативными, вредными, поскольку стирают информацию.

Из сказанного можно сделать вывод, что процесс закручивания полей в Тонком Мире, сохраняющий информацию, мы психически ассоциируем с Добром, а процесс раскручивания, стирающий информацию, — со Злом [32, с. 410]. Мы ощущаем Добро и Зло потому, что являемся продуктом не только физического, но и Тонкого Мира.

Как считает профессор Э. Р. Мулдашев, Добро и Зло являются фундаментальными категориями Тонкого Мира, лежащими в основе его развития и эволюции. Если в основе земной жизни лежат сохранение и наследование информации через генный аппарат, то в основе полевой космической формы жизни лежат сохранение и передача информации в торсионных полях Тонкого Мира, а прогресс этой жизненной формы осуществляется за счет единства и борьбы Добра (позитивной психической энергии) и Зла (негативной психической энергии) [47, с. 168].

Ученые считают, что сегодня, к сожалению, «человечество Земли излучает отрицательный информационно-энергетический поток, который достигает информационного слоя планеты, искажая информацию и нарушая ход планетарных процессов» [29, с. 23].

Мы материалистически твердо «знаем», что человек живет на Земле только один раз, и торопимся «взять» в этой жизни все, что можно, любой ценой, не ограничивая себя в средствах достижения цели. В результате такой стратегии жизни человечество Земли излучает поток отрицательной информации и энергии — зла. Этот поток настолько мощный, что достигает информационного слоя, разрушая целые информационные области. Поэтому не нужно удивляться земным катаклизмам; росту межнациональных конфликтов; вспыхиванию войн там, где их никто не ожидал; из ряда вон выходящему поступку конкретного человека, зная, что этот человек в принципе не мог так поступить, а он... поступил. Это мы, люди, своими черными душами, своими грязными помыслами, своей взаимной друг к другу злобой вызываем землетрясение или ураган в какой-то части нашей планеты. Это мы вызываем столкновение двух народов, которые веками жили в мире. Сегодня человечество Земли напоминает организм, который не очищается от собственных шлаков.

Для предотвращения катастрофы не нужно изобретать какие-то средства. Они есть и даны человечеству Земли как инструкция к существованию. Это — Библия и, в частности, библейские заповеди.

Мы всегда должны помнить, что только добрые дела, мысли, слова, поступки способствуют закручиванию торсионных полей в положительном направлении. Особенно высокочастотными и информационноемкими эти поля становятся тогда, когда совершаются благородные поступки, проявляются сострадание, милосердие, великодушие, когда произносятся слова молитвы и искренней любви.

«Молитва — это сосредоточие лучшей части самого себя и предложение ее для союза с Высшими силами. Молитва, чтобы быть настоящей, истинной, должна быть криком сердца. Молитва — непроизвольный крик души к своему Богу. Настоящая молитва — это голос души, готовой к общению с Богом» [52, с. 437].

По этому поводу академик А. Е. Акимов пишет: «Сама Природа позаботилась о том, чтобы мы имели физическую возможность иметь прямую связь с Абсолютом. Отсюда следует, что каждый человек может непосредственно общаться и с Богом, если Богу будет это угодно. Более того, торсионная природа сознания позволяет человеку общаться с Богом, и с Пророками, и с душами умерших, и с другими цивилизациями» [10, с. 12]. В качестве примера можно привести информацию следующего содержания. Несколько лет назад из Зографского монастыря на Святом Афоне преступники выкрали христианскую реликвию — рукопись монаха Паисия Халендерского «История славяно-болгарская». Расстроенные монахи сначала молили Бога, чтобы он побудил грешников одуматься. Когда это не помогло, они стали просить Его покарать негодяев. Какие из этих молитв помогли, сказать трудно, но рукопись скоро вернулась в Грецию. Кто-то подбросил ее в вестибюль исторического музея в Софии. Болгарские власти срочно отправили ее законному владельцу — греческому монастырю [72, с. 57].

Исключительно красива и сильна по информационному воздействию на торсионные поля молитва Оптинских старцев.

«Господи, дай мне с душевным спокойствием встретить все, что принесет мне наступающий день.

Дай мне всецело предаться воле Твоей святой. На всякий час сего дня во всем наставь и поддержи меня. Какие бы я ни получил известия в течение дня, научи меня принять их со спокойной душой и твердым убеждением, что на все святая воля Твоя.

Во всех словах и делах моих руководи моими мыслями и чувствами. Во всех непредвиденных случаях не дай мне забыть, что все ниспослано Тобой. Научи меня прямо и разумно действовать с каждым членом семьи моей, никого не смущая и не огорчая.

Господи, дай мне силу перенести утомление наступающего дня и все события в течение дня. Руководи моею волею и научи меня молиться, верить, надеяться, терпеть, прощать и любить! Аминь!»

3.4. СЕНСАЦИОННЫЕ ФАКТЫ

На основе многочисленных экспериментов, выполненных в Институте клинической и экспериментальной медицины при Сибирском отделении РАН, академик В. П. Казначеев пришел к выводу [100, с. 8]: «Живое вещество (Душа) сначала проектирует себя в виде голографического полевого образа и на основании именно этого образа строит свое конкретное земное биохимическое тело. Значит, есть две стороны жизни. И первая — та, полевая, голографическая сторона».

Академик РАН П. П. Гаряев и его коллеги экспериментально доказали, что такая голограмма возникает еще до появления на свет целостного организма. Грубо говоря, информация, приходящая извне по отношению к эмбриону, заставляет его хромосомы создавать определенный волновой образ. Этот «образ-голограмма и диктует делящимся клеткам, когда и куда должны расти ноги, руки, голова. Волновой образ заполняется материей, подобно тому, как литейная форма заполняется литьем» [126, с. 213]. Итак, Гаряев не без основания утверждает, что каждое живое существо строится по заранее заданной волновой программе. Под руководством Гаряева сотрудники отдела теоретических проблем РАН практически подтвердили одну из самых красивых библейских легенд о непорочном зачатии. Эксперимент был простой. Из неоплодотворенной икринки удалили все части ДНК, содержащие наследственную информацию. Затем в оставшийся микроскопический кусочек ткани с помощью генератора ввели информацию, снятую с уже оформившегося головастика. И ткань начала развиваться, появились мышцы, нервы, кровь. «Вот Мария и родила, когда Святой Дух передал ее хромосомам волновую голограмму Божьего образа. Кстати, этим можно объяснить и возникновение жизни на Земле. Ведь тогда еще не было ДНК с заложенной в нее информацией. Значит, кто-то должен был направить волновые голограммы, заставившие простые молекулы собраться в более сложные, вплоть до белков, ДНК и РНК и далее в сложный организм. И здесь мы неизбежно приходим к идее некоего Супермозга — могучего Разума полевой формы, основой которого, вероятнее всего, является вакуум. Именно из вакуума нисходят волны, несущие всему живому генетическую информацию и энергию», — говорит Гаряев.

Он подчеркивает, что науку нельзя остановить, иначе цивилизация начнет топтаться на месте, а это гибель. Управление наследственностью сулит человечеству избавление от самых грозных заболеваний — генных. Во имя этих благородных целей и должны работать ученые. Но нужно помнить, что существует грань, за которую нельзя переступать. С такой гранью воочию столкнулись и П. Гаряев, и его помощник Г. Тертышный.

Идея, которую хотели проверить ученые, кажется им сегодня кощунственной. Но тогда, когда они решились на эксперимент, им хотелось проверить возможность беспорочного зачатия в другом, с их точки зрения, более интересном варианте. Что если осветить лазером мужскую сперму и передать ее излучение девушке?

К счастью, девушку не пригласили. В стоячей волне сперма стала выдавать фантастические сполохи всевозможных оттенков. Ученые решили, что создали свет, творящий жизнь. И, как загипнотизированные, склонились над лазерным светообразом, чтобы лучше его рассмотреть. Неожиданно оба почувствовали сильную боль в голове и резь в животе. «Как доказали генетики, все люди — братья и произошли от общих прародителей, поэтому излучение от чужой спермы задело и меня, — грустно вспоминает Гаряев, — но через несколько часов я оклемался. А Георгию стало значительно хуже. Боли усилились, а температура поднялась до 41 градуса. Целую неделю она держалась на грани свертывания крови. Причем, энергоинформационный удар пришелся по цепи, которая связывает родственников: жена и ребенок Георгия впали в подобное состояние... Но мы стали искренне молиться Богу о прощении нас грешных. Обещали больше не вторгаться в Его технологии. К счастью, все выздоровели. Но мы получили очень серьезное предупреждение: "Если будете работать дальше, то не входите в святая святых живой материи!"» [60, с. 3].

После этого с учеными произошла потрясающая перемена. Уверовав в Бога, они стали работать только с Его разрешения. В начале рабочего дня Г. Тертышный достает полупрозрачную голограмму с объемным изображением Божьей Матери с Младенцем на руках. Он осторожно ставит голограмму на стол и включает лазер. «Из радиоприемника вдруг полилась неземная музыка, а комната наполнилась тонким благоуханием. Здесь не материализовалось вещество, телепортированное из Тонкого Мира, но информация о мире, похоже, витала в воздухе. „Мы проверяли: металлы и камни, из которых сделана икона, сами по себе не могут вызвать такой благотворный эффект, — говорит Тертышный. — Здесь главное — изображение Богоматери и Младенца. Ведь, по науке об энергоинформационном обмене, это изображение связано с Первообразом. То есть через голограмму иконы идут божественные энергии. Неудивительно, что они вызывают эффект, недостижимый человеческими технологиями"» [60, с. 4].

По мнению ученых, когда над свечой читают молитвы, звуковые вибрации вызывают колебания плазмы, и она переводит их в торсионные волны, которые восходят к Богу. Мало того, молитвы вызывают обратный эффект — на человека нисходит Божья благодать, которая исцеляет и душу, и тело.

Интересен пример, который приводит сам П. Гаряев [126, с. 216]: «Эта работа — тема моей докторской. Автореферат набрал на компьютере, вычитал и поправил на экране текст. А когда включил принтер, он вывел несколько страниц одних вопросительных знаков. И пока я не убрал одни куски и не поправил другие, он так и сыпал вопросами».

Супермозг, по мнению П. Гаряева, удерживает ученых от действий, могущих привести к негативным результатам для человечества.

Но вернемся к развитию эмбриона в утробе матери. Душа формирует и строит конкретное физическое тело по заранее заданной Духом волновой программе.

В разных литературных источниках момент одухотворения зародыша трактуется по-разному. В одних случаях это происходит в момент зачатия, в других — на третьем месяце беременности, в третьих — в момент первого вздоха новорожденного. Как считает профессор Волков [124, с. 124], «Первый вздох безусловно привносит в новорожденного новые духовные свойства его души, ибо воздух является материальным носителем живых сил Духа».

Биологическому зарождению человека предшествуют процессы энергоинформационного обмена и взаимодействия тонких тел его будущих родителей. Они ищут друг друга, знакомятся, влюбляются, принимают решение, соглашаются, совокупляются, происходит зачатие, и начинается внутриутробный этап формирования физического тела ребенка. В процессе внутриутробного развития человеческого плода формируется не только физическое тело, но и его психика. Человек рождается уже со сформированной бессознательной психикой.

Основные программы психической деятельности человека в будущей жизни в физическом мире закладываются в период внутриутробного созревания плода и особенно с 5-го по 9-й месяцы беременности и в процессе рождения.

Исследования в этом направлении получили название «перинатальной психологии», основателем которой является крупный психиатр Станислав Гроф.

На основании изучения огромного количества клинических материалов, а также экспериментов по изменению сознания с помощью сильнейшего галлюциногена ЛСД Гроф сумел доказать, что посмертный опыт человека связан с дородовым опытом, а также с опытом рождения в момент покидания плодом физического тела матери.

Препарат ЛСД был открыт швейцарским химиком Альбертом Гофманом в 1943 году. Он обладает психоактивными свойствами и позволяет вводить сознание в необычное состояние. В пятидесятых и шестидесятых годах с помощью этого препарата психиатрией были получены важные результаты в области психологических исследований. Главным моментом всех этих исследований явилось то, что под действием этого препарата в состоянии с измененным, необычным сознанием, совершенно различные по всем параметрам (возрасту, культуре, религиозной принадлежности и т. д.) люди переживали практически одно и то же, имели одни и те же видения, проходили в этом состоянии одни и те же пути. На основании этих результатов ученые пришли к выводу, что матрица подобного опыта существует в подсознании как нормальная составляющая человеческой личности [28, с. 296].

Добавим, что ЛСД — это не лекарственный препарат, не средство лечения, а средство перевода сознания человека в необычное состояние. Но поскольку это средство стало широко применяться дилетантами и последствия этого носили отрицательный характер (вплоть до смертельных исходов), то оно было отнесено в разряд наркотиков и запрещено для широкого использования.

В исследованиях Грофа каждый пациент, принявший серию доз ЛСД, всякий раз раскрывал все более глубокий уровень бессознательной памяти. В ходе действия ЛСД пациент испытывал галлюцинации, которые он тут же описывал и обсуждал с психотерапевтом, сохраняя с ним сознательный контакт. Все это регистрировалось, и С. Гроф вместе с группой сотрудников собрал более 6000 ответов.

Какой же образ человеческого бессознательного возник на основе такого богатого материала? Полный хаос впечатлений и картин, или же в нем имеется какой-то порядок и структура? Оказалось, верно второе, хотя каждый терапевтический сеанс с использованием ЛСД неповторим, как неповторима каждая человеческая личность. Однако весь полученный материал удалось систематизировать и построить модель бессознательной человеческой психики. С. Гроф вычленил четыре так называемые «перинатальные матрицы» бессознательной психики человека, которые формируются в утробе матери и в момент рождения [124, с. 125; 50, с. 244].

Первая матрица — «начальное единство с матерью» — соответствует периоду внутриутробной жизни (с 5-го по 9-й месяцы беременности) до начала родов. Согласно сообщениям пациентов, плод в утробе матери ощущает райское, «океаническое!» существование, единство с Космосом, отсутствие противоположностей, времени и пространства, непосредственный контакт со священным, бесконечностью и вечностью. Тело кажется имеющим космические размеры, сознание отождествляется со всей Вселенной, появляется чувство единства с Богом, возникают видения рая и золотого века. Как утверждает Гроф, позитивная матрица околородовой памяти является основой всех позднейших жизненных ситуаций, а также потенциальной основой мистических и религиозных переживаний.

Вторая матрица — «антагонизм с матерью» — относится к первому клиническому этапу родов, когда начинается сокращение матки, но вход в родильный канал еще закрыт. Блаженство кончается, а на его место приходит чувство угрозы, ребенок и мать становятся источником боли друг для друга. Возникающие при этом ощущения агонии связываются в сознании пациента с процессом умирания. Как база памяти, эта матрица является фоном для позднейших неприятных жизненных переживаний, таких как болезни, заключение, чувство голода и жажды, духоты и другие отрицательные эмоции.

Третья матрица — «сотрудничество с матерью — прохождение через родильный канал» — это второй этап клинических родов, когда продолжаются сокращения матки, но уже открыто устье родильного канала. Начинается тяжелый и мучительный процесс движения плода в тесном родильном канале, во время которого молодой организм борется за жизнь с душащими его стенками матки. Связанные с этим процессом неописуемые мучения сопровождаются сильной концентрацией энергии в теле плода, причем эта концентрация выражается в виде неожиданных всплесков энергии. Появляются удивительные ощущения: боль и страдание невозможно отличить от блаженства, убийственную агрессию — от сильной любви. При нормальных родах в памяти плода формируется программа, которая в соответствующих ситуациях будет переживаться как желание постоять за себя, драться и бороться с опасностями жизни, искать приключений, рисковать, преодолевать испытания, побеждать соперников, а также как садомазохистские желания.

«Специфические характеристики третьей матрицы, — отмечает Гроф, — рождают у индивида воспоминания о ярких, рискованных, чувственных и сексуальных переживаниях, о битвах и победах, об увлекательных, но рискованных приключениях, об изнасилованиях и сексуальных оргиях».

Четвертая матрица — «отделение от матери» — относится к последней фазе клинических родов, в которой продвижение плода идет к концу и вдруг наступает неожиданное облегчение и расслабление. Пациенты видят ослепительный свет, у них появляется чувство «расширения» на весь Космос, освобождения, спасения и любви. С первым вздохом включается большой круг кровообращения, ребенок издает крик не то радости, не то жалости к себе — плод родился, перешел из одной реальности в другую. В итоге в психику новорожденного при нормальных родах (без гипоксии, удушья, кесарева сечения и др.) закладывается программа, которая в последующей жизни индивида будет переживаться и осознаваться как вера в удачу, в счастливое избегание опасности, чувство радости от успеха и победы, восхищения от картин природы, восхода Солнца, эстетические чувства и переживания прекрасного.

Но кроме этих интересных результатов, Гроф получил и другие результаты, которые относятся к ранним фазам жизни плода, зародыша и... ко времени до возникновения зародыша. К трансперсональному опыту до возникновения зародыша относятся переживания пациентами других жизней, владение ими уникальной информацией. Например, люди, ничего не знающие о Каббале, обнаруживают поразительное знакомство с каббалистической символикой. Человек как бы вспоминает до мельчайших подробностей факты и эпизоды из истории жизни на Земле: детали костюмов прошлых лет, архитектуру и оружие древних народов, религиозную практику разных культур и пр., чего человек до эксперимента не мог знать.

Но наиболее потрясающим трансперсональным переживанием задолго до возникновения зародыша является [50, с. 248] «переживание сверхкосмического и метакосмического вакуума, опыт изначальной пустоты, ничто, небытия и молчания»!

Наука попала в точку! Более блестящее экспериментальное подтверждение теоретических фактов, разработанных Г. И. Шиповым, трудно представить.

Такие же потрясающие воображение факты были получены учеными и при изучении фантомов.

В 1985 году группа исследователей Отдела теоретических проблем АН СССР под руководством П. П. Гаряева работала с препаратами, полученными из клеточных ядер, извлеченных из куриных эмбрионов. Ученые не решились войти в генетический код человека, тем более что принципиальное устройство генетического аппарата у всех живых существ одинаково.

Разрушая ядра, ученые извлекали носитель наследственности — молекулы ДНК и, исследуя их, пытались разгадать тайну программирования жизни: как два микроскопических набора хромосом из мужской и женской половых клеток «руководят» созданием биологической системы.

Ядра освещали лучом лазера. Отражаясь от них, свет рассеивался. Его спектр измеряли высокочувствительными приборами и получали спектральные картины. По спектру светового рассеяния можно было судить и о звуках, идущих от ядер. Ведь они совершают колебательные движения, которые рождают акустические волны. Но эти же движения вызывают игру отраженного света. Поэтому спектры звука и света точно соответствуют друг другу. Образно говоря, под воздействием лазера ядра не только танцуют, но и поют. И спектрометр может записать их «концерт» на своеобразный видеомагнитофон.

Когда снимали спектр рассеяния с неповрежденных ядер, они дружно «пели гимн жизни» на низких частотах. Но когда ядра подвергались неблагоприятным воздействиям (лазером), генетический аппарат начинал «пронзительно визжать» в ультразвуковом диапазоне, словно посылал сигналы SOS.

Эти крики начинались во время нагрева ядер. При температуре от 40 до 42 градусов они «жаловались», что «им очень плохо». А при дальнейшем нагревании плавились жидкие кристаллы, на которых записана наследственная информация ДНК. В них стирались программы развития организма. То, что оставалось от молекул наследственности, звучало как мертвая материя: вместо гармонии звуков — хаос звуков.

Как-то раз случайно ученые измерили спектр «пустого» места, на котором только что был препарат ДНК, а теперь стояла чистая кювета. Каково же было их удивление, когда луч лазера рассеялся, словно натолкнулся на невидимую преграду. Спектр получился такой, будто в «пустом» пространстве по-прежнему находились гибнущие молекулы ДНК. «Пустое» место не только рассеивало свет, но и звучало, как будто молекулы ДНК, которых там не было, подавали голоса. Они были сильно «взволнованы», и, как говорили ученые, «они кричали от боли и ужаса, которые вызывало разрушение клеточных ядер» [107, с. 7].

Кюветное отделение тщательно промыли и эксперимент повторили. Пустота по-прежнему «рыдала», как будто в ней было полно умирающих ядер.

Звуковые и световые эффекты не исчезали на протяжении многих дней. Казалось, что в кюветном отделении застрял некий фантом смерти.

Многолетние и разносторонние исследования позволили ученым разобраться во всем и объяснить происходящее.

Во время плавления ядер (насильственной смерти) происходит энергоинформационный взрыв, порождающий волновой сгусток энергии — торсионное поле. Спины элементов физического вакуума в кювете ориентируются по спинам этого мощного поля, созданного гибнущими ядрами, повторяя его структуру. Образуется фантом, который сохраняется достаточно долго и оказывается привязанным к месту гибели.

Спектрометр регистрировал фантом ровно 40 дней — именно через такой срок устраивают поминки по умершему. Затем плотные оболочки фантома распадаются, остаются разреженные, состоящие из сверхлегких частиц, для регистрации которых требуются более чувствительные приборы.

Подобные результаты были получены американскими физиками под руководством Роберта Пекоры в 1990 году и японскими учеными под руководством профессора Ямамото в 1992 году [107, с. 7].

Тщательные исследования свойств фантомов, образовавшихся в результате гибели клеток наследственности, привели к сенсационным выводам.

Прежде всего ученые проверили фантом на биологическую активность. В пустую кювету с фантомом поместили суспензию свежих, неразрушенных ядер. Их ДНК начали вести себя подобно расплавленным. Они стали «визжать», словно их тоже убивали. У здоровых ядер спектр стал таким же, как у погибающих. Это означало, что фантом биологически активен. Он может повреждать полевую защиту здоровых молекул, влиять на записанные в них генетические программы. Например, если медики пытаются убить в организме больного возбудителей болезни, то образуются их фантомы, которые могут повреждать молекулы наследственности здорового человека — врача, родственника, ухаживающего за больным, и т. д. В результате его генетический аппарат начнет выдавать неестественные программы. Возбудителей болезни в организме нет, но он борется с их фантомами, которые вызывают те же симптомы, что и возбудители. И самое ужасное то, что генетический аппарат человека, подверженного действиям фантомов, может расстроиться так, что по его командам организм сам будет синтезировать возбудители болезни. Таким волновым образом нередко заражаются врачи, несмотря на самые тщательные меры предосторожности.

Исследователи пошли дальше в своих исследованиях и обнаружили, что во время убийства также происходит энергоинформационный взрыв: от человека отделяется фантом его генетического аппарата. Он повреждает генетический аппарат убийцы (мстит), вызывая тяжелые психосоматические расстройства. Если его не одолеют болезни тела, то ему будет грозить безумие и самоубийство. Недаром Ф. М. Достоевский утверждал, что убийца начинает получать наказание в момент преступления.

Но оказывается, что убийца обрекает на вырождение свой род. Его поврежденный генетический аппарат производит себе подобных. Потомки убийцы будут болеть, спиваться, сходить с ума, кончать самоубийством по причинам, «неизвестным» науке.

Не менее страшное преступление, чем обычное человекоубийство, — аборт.

Многие знают, что такое фантомные боли: ногу отрезали, но в плохую погоду «пустое» место начинает болеть, словно там находится больная конечность. Оказывается, нечто подобное происходит, когда убивают младенца в утробе матери. Когда вакуумный насос разрывает на части тело плода, образуется его фантом, который остается в матке, как бы ни вычищали ее врачи. Биологическая активность этого фантома так велика, что он корежит генетический аппарат женщины, а потом и мужчины, который будет иметь с ней половую близость. Хотя через сорок дней плотный каркас фантома распадается, этого времени достаточно, чтобы в матке образовалась волновая рана, которая, в отличие от телесной, не заживает. Если женщина опять зачнет и зародыш прикрепится к больному месту, то ее ребенок будет обречен на тяжелые болезни и преждевременную смерть. Даже если ему повезет, и он прикрепится к «здоровому» месту, то все равно получит повреждающее воздействие, только более слабое. Ведь после распада плотного каркаса фантома остались его тонкие оболочки.

«Фантом младенца всю жизнь будет „жаловаться" матери на свою несчастную участь, — говорит Гаряев, — „рассказывать" о ней своим младшим братьям и сестрам, отцу или другим мужчинам, которые его „посетят". Только свои речи он будет произносить на языке генетических кодов, которые вызывают расстройства души и тела всех, кто его слышит» [107, с. 8].

Последствия аборта гораздо сильнее, чем воздействие на физические тела. Ведь плод — это вместилище для Духа, Души, которые опекают его, ожидая своего воплощения в физическом теле. В связи с этим стоит рассказать об одной удивительной истории.

Молодая женщина, будучи беременной, ожидала развода со своим мужем. Хорошо представляя ожидающие ее трудности в связи с рождением ребенка, она решилась на аборт. Ночью, накануне предстоящей операции, ей приснился сон. Она, уже одетая, собираясь уходить, на минутку заглянула в свою комнату. В потоке солнечного света, льющегося из огромного окна, какие бывают только в старых петербургских квартирах, стояла тоненькая, стройная девушка во всем белом. Хрупкая, изящная, почти прозрачная, она, молитвенно сложив руки на груди, смотрела на вошедшую. Из ее огромных глаз текли слезы. И столько горя, отчаяния было на ее лице, что женщина, проснувшись, тут же приняла решение: «Не пойду!» Родившуюся девочку назвали Верой.

Прошло семнадцать лет. Верочка, собираясь на выпускной школьный бал, красивая, воздушная, в белом платье крутилась у зеркала. Мать заглянула в комнату и... обомлела: в потоке солнечного света, льющегося из огромного окна, стояла та самая тоненькая, стройная, во всем белом девушка, но со счастливыми глазами. Матери стало не по себе. Дочь, заметив это, подбежала к ней, усадила ее на стул, и тут мать... рассказала ей все, что так ярко всплыло в ее памяти. «Доченька! Ведь это твоя Душа приходила ко мне! Какое счастье, что я не загубила ее!»

Прошло несколько лет. Верочка, став очаровательной деловой женщиной, всегда и во всем придерживается высоконравственного принципа: «Раз Господь дал мне возможность родиться, значит, я должна что-то сделать на Земле такое, с чем было бы не стыдно прийти к Богу!»

Не следует путать фантомы (полевые образования), возникающие в момент насильственной смерти, и полевую форму жизни, присутствующую в клетках.

Академик В. П. Казначеев говорит [100, с. 8]: «В клетках живого вещества сосуществует с ними полевая форма жизни! ...Полевая форма живого вещества не имеет механических границ. Она может „сидеть" в белково-нуклеиновой жизни, а может и выйти из нее.

— Но это же, что... Дух?

— Можно и так сказать».

По поводу Духа доктор психологических наук, профессор И. П. Волков пишет следующее [124, с. 18]: «Физическое тело человека есть феномен плотного мира, человеческая психика (душа, воплощенная в теле) воплощает в себе закономерности Тонкого Мира. Но существует объединяющий (или разъединяющий) их трансцендентный космический принцип — Дух. Духу безразлично, что делать — разъединять или соединять, он действует безошибочно. Дух внедряет, управляет, объединяет психику с телом, создает их структурно-функциональное единство. Дух превращает психику в телесное единство или в „Одно" — „в телопсихику". Это случается уже в момент зарождения каждого человека. Но он же, Дух, разъединяет психику и тело в момент умирания и прекращения земной жизни человека в биологическом смысле».

Профессор Волков считает, что после смерти биологического тела человека его Душа отчуждается от трупа, она изменяет свои свойства, но продолжает свое существование в иных формах в Тонком Мире по присущим ей законам функционирования в ожидании следующего земного воплощения.

Чтобы измерить Душу, отделяющуюся от тела при умирании человека, было создано много приборов и приспособлений и проведено много опытов практически во всех странах мира.

По американским данным, сверхточные весы зафиксировали потерю веса у умирающих в летальный момент в довольно широких границах — от 2,5 до 7 грамм. Но что интересно, в каждом случае потеря веса происходила не плавно, а скачкообразно, в виде нескольких последовательных ступеней. Видимо, душа уходит из тела не плавно, а рывками.

Французский врач Ипполит Барадюк решил попытаться увидеть уходящую душу и использовал специальную фотоашаратуру, чтобы уловить внешние изменения, происходящие в непосредственной близости от человека, уходящего в другой мир. И ему это удалось на примере кончины своей жены [125, с. 10].

На фотографиях, сделанных через 15 минут после смерти, через час и через 9 часов зафиксированы три этапа расставания тела с душой. Через 15 минут после смерти снимок зафиксировал над телом полупрозрачную туманность, напоминающую небольшое облачко. На снимке, сделанном через час, облачко занимает почти всю поверхность снимка. Через 9 часов — это уже клочья рассеявшейся туманности.

В последнее время появились сообщения и санкт-петербургских медиков. С помощью аппаратуры инфракрасного видения ими было зафиксировано, что в момент смерти человека от него отделяется некий полупрозрачный энергетический объект эллиптической формы. Впоследствии он растворяется в пространстве. В сообщениях отмечается, что исследования в этой области продолжаются весьма интенсивно [125, с. 11].

А в газете «Аргументы и факты» (№ 44 и 48, 1996 год) приведены факты, в которые просто трудно поверить. В статье «Пересадка души» (64) корреспондент газеты описывает свое посещение одной из прежде закрытых организаций.

«Итак, я в гостях у академика, доктора медицинских наук заведующего лабораторией ВНИИРП Виктора Хромова». В. Хромов рассказал журналисту, что его лаборатория занимается вопросами пересадки... души. Пересадка головного и спинного мозга, как он говорит, дело уже давно освоенное — из 384 операций, проведенных в лаборатории ВНИИРП, в 293 случаях удалось добиться успеха. Главная закавыка была с пересадкой души — без этого окружающие люди очень быстро раскусывали, что имеют дело с подменой, что человек «не тот». Совсем недавно, буквально полтора года назад, была наконец создана хромовская «лаборатория души», и начались реальные опыты по улавливанию «душевной субстанции» и ее «конденсации».

Начало положили научные разработки в этой области до сих пор засекреченного ученого-нейрофизиолога Олега Бехметьева, сумевшего, наконец, выявить физическую природу явления, которое мы называем «душой». Выяснилось, что душа человека не является продуктом мозга, а представляет собой излучение всех без исключения живых клеток человеческого организма. Энергетический «стержень» души пронизывает все тело человека от макушки до пят (помните выражение «душа ушла в пятки»). Но на самом деле «пятки души» находятся на уровне лба, то есть выше глаз, а макушка — на уровне губ.

Душа может растекаться в пространстве до немыслимых размеров. У некоторых особо одаренных людей есть возможность вполне реально путешествовать среди звезд.

По последним сообщениям в АиФ (№ 51, 1999 год) известно, что «лаборатория Хромова уже выпустила в мир 12 экземпляров своей „продукции", трое из которых известны на всю страну. Из-за астрономической стоимости операции (в среднем около 35 миллионов долларов) и этических соображений пересадка мозга и души проводится только по указанию высшего руководства страны».

После публикации вышеприведенной статьи в редакцию АиФ обратился начальник лаборатории военно-промышленного комплекса генерал Ю. Калиниченко [56]. Он сообщил, что «описанные в интервью „Пересадка души" опыты — детские забавы по сравнению с тем, чем занимается его подразделение».

Корреспонденту газеты было предложено (за определенную сумму, полученную лабораторией от газеты) кое-что попробовать самому.

— Не бойтесь, уколы не очень болезненные. Это не наркотики. Это концентратор и треввеллер. Специальные вещества, первое из которых соберет вашу душу — как волю — в кулак, вернее, в энергетический сгусток, а второе придаст этому сгустку дополнительный импульс, чтобы вы могли без затруднений преодолеть «барьер». Мы на сегодняшний день пока не в состоянии точно выяснить мощь вашей личной душевной энергии — хватит ли для полета ее собственной энергии. Еще слишком мало проведено экспериментов и не создано приборов с необходимой «чуткостью» измерений. Даже если вашей энергии и хватит, дополнительный импульс не повредит — в полете вы меньше растратите душу. И не обернется ли для вас катастрофой эта возможная потеря по возвращении к земной жизни, мы тоже пока не знаем.

«Меня уложили в саркофаг, очень напоминающий барокамеру. Рядом в такой же саркофаг лег и мой поводырь — генерал Калиниченко. Два укола, неожиданно очень болезненных. Сознание проваливается в сверкающий мрак. Ощущение тела мгновенно „съежилось", но не утратилось полностью. Ноги „уперлись" в землю, а голова раздулась до гигантских размеров и поднялась над облаками. Сильный поток — почти как порыв ветра — вырвал меня из самого себя и унес в блистающий мир».

Не осталась в стороне от сенсационных сообщений и газета «Известия». В номере от 26 февраля 1997 года она сообщила об уникальных работах, ведущихся в суперзакрытом ВНИИ «Бинар», входящем в Российскую академию медико-технических наук. Необходимость зарабатывать деньги заставила НИИ приоткрыть примерно 20% своих работ. Корреспондент газеты С. Лесков пишет в своей статье «Душа расшифрована» следующее (45): «Гласность гласностью, а есть еще такие закрытые лаборатории, о которых зоркая общественность даже не догадывается.

В одном из таких НИИ, где уже четверть века в строжайшей тайне исследуют биополе человека, впервые побывал корреспондент „Известий"».

Генеральный директор ВНИИ «Бинар», доктор технических наук Э. Крюк заявил, что «найден ответ на один из самых мучительных вопросов науки. Биополе — есть! И оно измерено! И диапазон определен. 7—8 миллиметров, то есть в радиочастотах. И еще доказано, что человек — это открытый резонансный контур, что точка акупунктуры — это волновой диод, а весь мировой эфир пронизан виртуальными фотонами, не знающими никаких преград».

И вот теперь в свете этих интересных сведений и в аспекте новых научных концепций оказывается вполне реальным факт пересадки души тибетского ламы Т. Лобсанга Рампы. Пример с Лобсангом Рампой интересен возможностью узнать, что чувствует душа, воплощаясь в чужом физическом теле.

В связи с тяжелыми и многочисленными болезнями, одолевавшими физическое тело Рампы, Советом Лам было принято решение — пересадить его душу в новое физическое тело человека, который д-о-б-р-о-в-о-л-ь-н-о на это согласен. Душа этого человека должна была отправиться в Тонкий Мир. Такое согласие было получено при встрече астральных тел лам и подобранного кандидата. Первая встреча состоялась, когда этот человек упал с дерева, ударился головой и потерял сознание.

Этот человек, англичанин, был крайне недоволен свой жизнью, он ненавидел жизнь в Англии, ее несправедливость, ее привилегии для избранных. Когда его добровольное согласие было получено (на астральном уровне), ему были даны указания, что и как он должен сделать [53, с. 248]. «Один из прибывших со мной лам сказал этому человеку: „Тебе придется еще раз перенести падение с высокого дерева, как это уже произошло, когда мы впервые к тебе обратились. Ты должен испытать сильнейшее потрясение, ибо твоя нить прикреплена очень надежно".

Человек забрался за высоту в несколько футов над землей и, опустив руки, рухнул на землю с глухим стоном... Один из лам подхватил астральную форму этого человека и скользнул ладонью вдоль Серебряной Нити. Казалось, он перевязывает ее, как перевязывают пуповину у новорожденного младенца.

— Готово! — сказал один из священников. Человек, освободившись от связующей Нити, поплыл прочь в сопровождении и при поддержке третьего священника. Я ощутил обжигающую боль, такую страшную и мучительную (в этот момент разорвали Серебряную Нить самого Рампы), какую никогда не хотел бы испытать еще раз, после чего старший лама сказал:

— Лобсанг, можешь ли ты войти в тело? Мы поможем тебе.

Возникло тягостное ощущение багровой черноты. Я почувствовал, что задыхаюсь. Я почувствовал, что меня что-то душит, вжимая в слишком тесные для меня рамки. Я стал тыкаться наугад внутри тела, чувствуя себя, как слепой пилот в кабине современного, сложного самолета, не зная, как заставить это тело повиноваться. Что, если у меня ничего не получится? — закралась жалкая мысль. Я отчаянно метался во все стороны. Наконец, я увидел красноватые проблески, потом немного зелени. Приободрившись, я удвоил усилия — и вдруг словно кто-то отдернул завесу. Я прозрел! Мое зрение было таким же, как прежде, я увидел ауры проходивших мимо людей. Но я не мог шевельнуться. Двое лам озабоченно присматривались к моему застывшему в неподвижности телу.

— Лобсанг! У тебя дрогнули пальцы! — воскликнул один из лам. Я поспешно возобновил свои попытки. Неудачное движение снова привело к временной слепоте. С помощью лам я вышел из тела, обследовал его и осторожно вошел снова. На этот раз получилось лучше. Я видел, мог шевелить руками и ногами. С огромными усилиями я встал на колени, но тут же зашатался и рухнул ничком. Затем, словно двигая на плечах бремя всего мира, я встал на дрожащие ноги».

3.5. НАУЧНАЯ ВЕРСИЯ СОТВОРЕНИЯ МИРА

Вероятность случайного образования вещества Вселенной ничтожно мала. Кроме того, фундаментальные константы Вселенной: скорость света, заряд и масса электрона, постоянная Планка и другие — оказались таковыми, что даже малейшие изменения большинства из них привели бы к тому, что атомы и молекулы просто не могли бы образоваться. Даже изменение некоторых из них привело бы к ничтожному содержанию углерода во Вселенной, а значит, не смогло бы образоваться органическое вещество, и, следовательно, жизнь.

В результате огромных исследований большинство ученых пришло к выводу: материальная Вселенная, пространство, время, жизнь и разумные существа на Земле и других планетах созданы Сверхразумом. Был провозглашен антропный принцип, который означает, что Вселенная еще до своего рождения была запрограммирована на появление в ней вещества, живой материи и разумных существ [63, с. 17].

Антропный принцип, научные концепции физического вакуума и торсионных полей, новые практические и теоретические изыскания ученых дают основания выстроить следующую научную версию сотворения мира.

Итак, академик Г. И. Шипов заявляет [129, с. 4]: «Я утверждаю: есть новая физическая теория, созданная в результате развития представлений А. Эйнштейна, в которой появился некий уровень реальности, синонимом которого в религии является Бог — некая реальность, обладающая всеми признаками Божества». Шипов называет этот уровень реальности «Абсолютное Ничто» и поясняет: «И без каких-либо натяжек Абсолютному Ничто можно придать статус Творца или Создателя, ибо с Него все начинается... И это Ничто творит не материю, а планы-замыслы».

Подобной точки зрения придерживается и известный американский физик-теоретик Э. Мертон, который считает, что Абсолют (то же, что и Абсолютное Ничто), являясь бесконечным и вечным океаном энергии, дающим жизнь всему сущему, рождает идеи [42, с. 56].

Когда говорят, что Абсолют является источником всего сущего, то имеют в виду, что в любой частице материи заложен собственный «кусочек» Абсолюта, который является высокоразвитой, творящей информацией, способной познать самое себя, то есть Сознанием. Иногда этот «кусочек» называют Искрой Божьей. В каждой элементарной частице, в электромагнитном кванте, в каждом атоме присутствует Сознание. Более того, все, что хоть как-то может быть охарактеризовано, что имеет какое-либо свойство — уже отличается от небытия и, в силу этого, имеет свое Сознание. Существование таких объектов, как идея, план, мыслеформа, эмоции и т. д. так же невозможно без санкции Абсолюта, дающего этим объектам жизнь в виде Сознания. Идея, наделенная Сознанием, есть Дух. Э. Мертон пишет по этому поводу [42, с. 92]: «Это чистый Дух, не привязанный ни к какому живому существу... Он ничего не делает и ни к чему не стремится. Он просто существует».

Ученые считают, что рождение любого объекта означает приобретение им формы, причем более плотной, чем породившая его субстанция. Например, физические элементарные частицы, обладающие определенной массой, рождаются из более тонких электромагнитных полей, не имеющих массы (эфирный план). Мысль ментального плана порождает эмоции — объекты более плотного астрального плана, а они, в свою очередь, создают движение объектов в самом плотном, физическом плане.

Точно так же идеи рождаются из Абсолюта в относительно плотном (но и самом тонком, по сравнению с остальными) атмическом плане.

Таким образом, происходит отделение идеи от Абсолюта и переход ее в мир идей, в мир Духа или атмический план. В свое время многие философы утверждали, что существует мир идей. Сегодня ученые Института теоретической и прикладной физики считают [129, с. 2]: «Мир идей — это некая реальность, причем — по отношению к материи, более устойчивая, образующая Мир Высшей Реальности. Она основа всего. Она первородна. То есть появляется именно эта часть реальности, а только потом привычная нам грубая материя».

Представим себе, что где-то в глубине беспредельного Абсолюта зародилась идея создания физического мира, населенного людьми, обладающими личной творческой инициативой. Эта идея, наделенная Сознанием, смогла набрать колоссальный запас энергии, стать самостоятельной, самодостаточной, сконцентрированной на достижении поставленной цели. Чтобы понять, как это происходит, рассмотрим пример с лазером [18, с. 270]. Кстати, ЛАЗЕР — это аббревиатура английского выражения, которое в переводе на русский язык означает «усиление света вынужденным излучением». Вначале рабочую среду лазера до предела накачивают световой энергией. Потом в эту среду запускают слабый «затравочный» луч, который, получая энергию от «возбужденной» среды, усиливается лавинообразно, заставляя все атомы излучать световую энергию синхронно и в одном направлении. В результате мощность луча возрастает в миллионы раз, что даже позволяет использовать лазер для управления термоядерными реакциями.

Набрав огромную энергию, Дух на атмическом плане рождает соответствующие идеи, также наделенные Сознанием, которые называются «Атман», что в переводе с санскрита означает «Я», или индивидуальный Дух. Из материи этого плана создается атмическое тело человека, или просто Атма-Дух.

Итак, «затравочным» лучом для Абсолюта становится творческая идея. В результате в Абсолюте образуется гигантский информационный вихрь (вихрь — результат кручения пространства), который концентрируется вокруг первичной творческой идеи создания нашего физического мира. Когда концентрация достигла определенного предела, гигантский вихрь начал распадаться на более мелкие вихри правого и левого вращения. Возникли первичные торсионные поля, которые хорошо описываются уравнениями Г. И. Шипова. «Они появляются во всех точках Вселенной и мгновенно накрывают ее всю разом — для них нет понятия распространения или скорости». Образовалось Информационное Поле Вселенной.

Такую же картину рисует в своей работе Э. Мертон [42, с. 92]: «...Огромная область сплошного океана энергии Абсолюта трансформируется (или конденсируется, подобно туману) в дискретные частицы энергии — Монады, каждая из которых равнозначна, по своей мощности, всей области Вселенной, и связана с ней общим замыслом. Такие отделившиеся Монады наделены Сознанием».

Подобную точку зрения высказывает и профессор Э. Мулдашев [32, с. 349]: «Постепенно в ходе эволюции в Тонком Мире появился Дух — сгусток психической энергии в виде торсионных полей, который может вечно сохранять в себе большой объем информации. Множество Духов образовали между собой информационные связи и создали Всеобщее Информационное Пространство, то есть Тот Свет».

Идеи, возникшие на атмическом плане, порождают самые разнообразные схемы или варианты своей реализации, а это уже объекты более плотные, чем идеи, и представляют собой буддхический план. Из буддхических энергий строится буддхическое тело человека, которое еще называют телом Сознания. Энергия буддхического плана, уплотняясь, образует каузальный план. На каузальном уровне создается каузальное тело человека, которое еще называют телом Высшего Разума.

Три высших тонких тела образуют Душу человека, которая практически вечна. Эту триаду профессор И. П. Волков [124, с. 15] называет «бессмертной частью одухотворенной Души» (рис. 5).

Пока Душа человека находится в развоплощенном состоянии, она «сосуществует» с мировой Душой или с Сознанием Вселенной. Сознание развоплощенной Души является фрагментом голографической Вселенной. В нем, в сознании, содержится вся информация о прошлом, настоящем и будущем, имеющаяся во

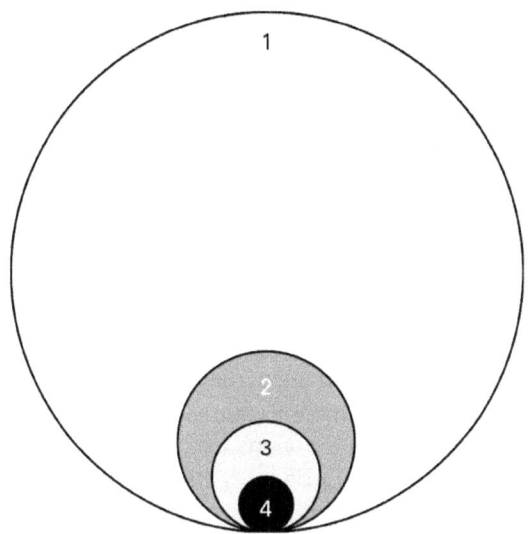

Рис. 5. Умозрительная схема соотношения Духа, Души и Тела человека:
1 — непознаваемая часть Духа (Вселенная); 2 — бессмертная часть одухотворенной Души; 3 — Душа, воплощенная в Теле; 4 — плотное Тело человека

Вселенной. Но как только эта Душа решает воплотиться в человеке, то ее сознание «падает вниз», накрепко привязываясь к плотным телам личности. «Дух работает постепенно, от более тонкой к более грубой субстанции» [128, с. 62].

Под управлением индивидуального Духа тело Сознания воздействует на тело Высшего Разума, которое с помощью голографического кода задает размеры, форму, пропорции и функции будущих тел. Формируется ментальное тело, и появляется мысль. Обладая способностью мыслить, человек может действовать во всех доступных ему мирах. Чтобы претворить мысль в действие, нужно захотеть сделать это, для чего мысль должна облечься желанием. С помощью голографического кода формируется астральное тело (тело желаний), которое передает программу действий эфирному телу — точной тонкоматериальной копии физического тела. Эфирное тело объединяет все клетки физического тела в единый биоэнергоинформационный организм [40, с. 52]. Плотное тело строится в зародышевый период жизни по матрице эфирного (жизненного) тела и является его точной копией, молекула в молекулу. В течение жизни человека эфирное тело является строителем и реставратором плотной формы. Всем злоупотреблениям, которым мы подвергаем наше плотное тело, противодействует, насколько это в его силах, эфирное тело, постоянно борющееся против смерти тела физического. В некоторых случаях эфирное тело частично покидает плотное тело, например, когда рука «затекла». Тогда экстрасенс может увидеть эту эфирную руку висящей, как перчатка, ниже плотной руки.

Об этом удивительном явлении Роберт Монро, организатор и руководитель Института Исследования Разума (США), способный самопроизвольно выходить из физического тела, в своей книге «Путешествие вне тела» пишет [132, с. 187]: «Лежал на диване, ощущая очень мелкие вибрации... Пошевелил сложенными на груди руками, поднял их вверх (лежал на спине). Чувствовал, что руки вытянуты, и был очень удивлен, когда (открыв глаза) увидел свои ладони по-прежнему лежащими на груди. Посмотрел вверх — туда, где, по моим ощущениям, они должны были быть. Разглядел мерцающие очертания локтей и ладоней именно в этом месте... Руки казались яркими, сияющими очертаниями и двигались, когда я шевелил ими и чувствовал это. Подвигал пальцами — светящиеся пальцы тоже пришли в движение, я его ощущал. Сложил ладони вместе, и то же самое сделали светящиеся руки... Попытался подвигать физическими руками, но не получилось... Вибрации начали слабеть. Я быстро отдернул светящиеся очертания рук и сложил обе руки на груди. Возникло такое чувство, будто я сунул их в длинные перчатки, после этого я смог шевелить физическими руками».

Этот удивительный пример наводит на мысль о том, что паралич, да и другие болезни, нужно лечить, корректируя тонкие тела человека. Современная медицина все больше и больше приходит к пониманию этого. Например, научно-практическая конференция «Структурная матрица пространства как основа биологической жизни», организованная Фондом развития новых медицинских технологий AIRES (СПб) была посвящена самой животрепещущей теме — здоровью человека и методам биорезонансного лечения. Президент Фонда И. Сергеев говорит: «Современная медицинская наука в корне меняет представление об организме человека. До сих пор медицина рассматривала организм как изолированный завершенный объект. Более того, медики шли по пути специализации и все больше отдалялись друг от друга. В результате принцип „Одно лечим, другое калечим" стал девизом современной медицины. Мы же рассматриваем организм как часть глобальной фрактальной конструкции — так называемого „Общего поля Вселенной". На вопрос корреспондента газеты «Петровский курьер» (№ 13, 2000): «Что же получается? Если у человека болит, к примеру, селезенка, то чтобы вылечить ее, нужно воздействовать на весь организм?» — Президент Фонда AIRES отвечает: «Совершенно верно. Нужно восстанавливать базовую матрицу». А базовой матрицей для физического тела человека служит эфирное тело, не случайно названное еще жизненным.

Комбинацию астрального и ментального тел профессор И. П. Волков называет «Душой, воплощенной в теле» [124, с. 15], а некоторые ученые называют ее «животной душой», поскольку такая комбинация низших тонких тел присуща и животным.

Сознание воплотившейся Души полностью отождествляется с личностью и оказывается отгороженным неким барьером от сознания Души в развоплощенном состоянии, которое принято называть подсознанием. В обычном состоянии в сознание человека из подсознания поступает только небольшая часть знаний, необходимых для жизни. Жизнь человека стала бы невозможной, обладай он всей имеющейся во Вселенной информацией. Как пишет в своей книге «Телепатия» А. Закладный, «...не подлежит сомнению, что такое сито должно существовать, в противном случае наши головы буквально лопались бы от избытка информации». Информационный канал из подсознания к сознанию закрыт «заглушкой», которую контролирует мозг.

Так что Душа при воплощении в физическом теле оказывается в состоянии вынужденного бездействия, беспомощно наблюдая за деяниями личности. А подсказать личности она могла бы немало — об имеющихся кармических проблемах, о цели ее пребывания на земле в данном воплощении, о наработанных способностях и возможностях и т. д. Именно этим и объясняется стремление многих людей познать тайны своей собственной Души, проникнуть в подсознание. Как считает Г. И. Шипов «Способность проникать через барьер между сознанием и подсознанием называется интуицией. Подсознание подключено ко Всеобщему Сознанию. Интуиция помогает установить связь с подсознанием и, тем самым, получить доступ к источнику Знания» [108].

Наиболее универсальным способом взаимодействия с подсознанием, а следовательно, и с Информационным Полем Земли, являются трансовые состояния. Как пишет доктор медицинских наук Э. М. Каструбин, «...Не представляет сомнений, что трансовые состояния являются входом в Информационное Поле Земли» [118, с. 138].

Итак, в результате уплотнения энергии Духом были созданы физические тела. В возникновении любой формы жизни основополагающую роль играет сохранение и перенос информации из поколения в поколение. У человека в физическом мире это происходит с помощью генного аппарата и, по-видимому, внутритканевой воды [40, с. 56]. Как предполагает акад. П. П. Гаряев, «Дух, направив волновые голограммы, заставил простые молекулы собраться в более сложные, вплоть до белков, ДНК, РНК и далее в сложный организм».

Профессор Э. Р. Мулдашев пишет, что «Дух, создав генный аппарат и с помощью него запустив процесс воспроизводства человека на Земле, оставил главные мыслительные функции за собой. А именно, как явствует из религии, после рождения ребенка в него влетает Дух, который и определяет основные мыслительные способности человека. То есть мыслим мы с помощью Духа, живущего в Тонком Мире, используя энергию Тонкого Мира. Мозг, используя энергию физического мира, способен закручивать торсионные поля Тонкого Мира, в связи с чем помогает Духу в процессе мышления» [32, с. 351].

Долгое время ученые всего мира спорили о том, что же такое человеческий мозг. Может быть, это, как утверждали некоторые, орган секреции, вырабатывающий сознание подобно тому, как печень вырабатывает желчь? И если мертвая печень не вырабатывает желчи, то и с прекращением функции мозга приходит конец сознанию. Или же — на чем настаивали другие — это орган, который правильнее сравнить с легкими? Как легкие отбирают из атмосферы необходимое для нашего физического тела количество кислорода, не так ли и мозг берет из объемлющего все вокруг нас осознания лишь ежеминутную меру сознания, необходимую, чтобы обеспечить работу психики конкретного человека в конкретный момент времени? В этом случае, Душа, сформировавшаяся однажды в сознательную структуру, имеющую индивидуальное сознание, может продолжать свое существование в собственной стихии после прекращения функционирования мозга.

Долгие и кропотливые экспериментальные исследования мозга, огромное количество фактов выхода Души из физического тела (и не только в состоянии клинической смерти, но и, например, в трансовых состояниях) привели ученых к однозначному ответу на вопрос о функции мозга. Мозг — это считывающее устройство, позволяющее черпать информацию из биополевой системы человека и Информационного Поля Вселенной. Исследователь И. П. Шмелев заявляет: «...мозг не мыслит, ибо психический процесс вынесен за пределы этого органа» [50, с. 184].

Доктор технических наук В. Д. Плыкин по поводу функции мозга пишет [29, с. 23]: «Мозг не имеет никакого отношения к сознанию. Он воспринимает информацию из сферы сознания и формирует ее в последовательность воздействий на нервные центры, а уж они — на мышцы того или иного органа физического тела... Процесс мышления и принятия решений осуществляется вне нашего мозга, вне нашего физического тела, он осуществляется в ином измерении — в сфере сознания, а наш мозг отрабатывает только следствие процесса мышления — его результат. Мозг человека — это система управления физическим телом человека и канал связи физического тела с сознанием человека».

Доктор сельскохозяйственных наук Э. К. Бороздин, очень много сделавший в исследовании тонких тел человека, в своей работе «О свойствах Живого» также отмечает: «Современные ученые, работающие в области биоэнергетики, доказали, что информация содержится во всех частях физического тела, в тонкоматериальных и духовных телах Человека и других живых существ, а мозг является устройством, обеспечивающим выбор нужной информации и ее обработку до состояния, которое может быть осознано или воспринято на уровне подсознания или сознания».

Трудно угадать цель, с которой Дух создал физический мир и человека, но возможно, и для того, чтобы с его помощью познавать себя. Тогда можно понять, почему он так упорно шел к своей цели — созданию человека с потрясающими способностями его мозга ставить вопросы познания: почему, зачем и пр. Дух достиг этого, сконцентрировав все свои грандиозные возможности в молекулярных структурах вещества, чтобы через миллиарды лет мог появиться мозг человека. И теперь материя в образе человека ставит вопрос о смысле жизни и стремится получить ответ.

Итак, в результате долгой эволюции был создан человек, представляющий собой троичную систему: физическое тело—Душа—Дух.

Член-корреспондент РАЕН, доктор географических наук, профессор В. Жуков в статье «Наши Души пришли с Фаэтона» пишет: «Все Души — не что иное, как элементы энерго-информационного поля, его крохотные кирпичики. Космос нуждается в этом „материале", потому что каждая Душа — уникальна, она имеет свою космическую нишу, и никакая другая Душа по своему звучанию не заменит ее. Это как голос неповторимого певца». Профессор В. Жуков, ученый с мировым именем, способен «подключаться» к Информационному Полю Вселенной и получать оттуда уникальные сведения. Так, описывая Душу человека, он говорит: «Душа сотворена из неуловимых для нас элементов, увидеть ее нам под силу лишь косвенными методами. Если исходить из четырехмерного пространства, то Душа по своим размерам чуть больше сердца. С космической же точки зрения все иначе — Душа имеет размеры, исчисляемые миллионами миллиардов парсек». На вопрос корреспондента журнала «Наука и религия» (№ 4, 1998 г.): «Лично вам удалось рассмотреть, какая она по форме, наша Душа?» — Жуков сказал: «Шар. Но только если это идеальная, здоровая Душа. А если человек прошел множество негативных ситуаций, то у него прежде всего разрушается оболочка Души, становится тонкой, с пробоинами. Из идеального шара Душа превращается в рваные лоскутки».

Эти сведения совпадают с сенсационными данными, полученными в 1993 году в Новосибирском Академгородке. Ученые создали прибор для связи с Информационным Полем Земли и вошли в контакт со Звездной цивилизацией [133]. Оказалось, что массовые разрушительные процессы природной среды, потеря связи человека с природой беспокоят Высший Разум. Поэтому ультиматум Звездной цивилизации очень суров: либо люди налаживают широкомасштабную связь с Высшим Разумом и начинают жить по его законам, либо наша цивилизация будет видоизменена волеизъявлением Высшего Разума.

С помощью прибора ученым удалось узнать некоторые подробности устройства самого звездного мира, которые подтверждаются результатами параллельных независимых исследований, проведенных в Институте Монро (США).

Прежде всего, Тонкий Мир — это мир Духов. Когда человек умирает, его Душа переходит в звездный мир. Становясь Духом (по-видимому, имеется в виду развоплощенная Душа), она принимает «местную» идеологию и живет полностью по его законам, а потом через какое-то время снова возвращается на Землю. Что же собой представляет Дух? Из словесного портрета следует, что Духи могут менять форму и размер своего «тела» от шара диаметром 2 см до человеческой формы.

Одновременно с человеком создавался и физический мир. Для создания физического мира Создателю потребовался «строительный материал», для чего был создан физический вакуум. Источником поляризации вакуума явились первичные торсионные поля [11, с. 24]. Стали рождаться элементарные частицы, из которых потом сформировались атомы и молекулы. Появилась материя, которая постепенно уплотнялась. Возникли звезды, планеты, в том числе и наша Земля. Макс Гендель пишет: «Наша Земля — это живой, чувствующий организм... Разламывание камня или срывание цветов доставляет удовольствие Земле, в то время как вырывание растений с корнем причиняет ей боль». И действительно, многолетние научные исследования доказали, что Земля и Солнце, да и все планеты — это живые сущности более высокого интеллектуального уровня, чем человек. Доктор геолого-минералогических наук, профессор И. Н. Яницкий в своей книге «Физика и религия» [92] подчеркивает, что Земля — это живой и мыслящий организм, которая терпит нас, людей, так же, как мы терпим микробов, в том числе и вредных, находясь с ними в симбиозе. И напоминает, что терпение Земли не безгранично, и, когда наше разрушающее воздействие на природу достигнет предела, Земля примет меры, как принимала уже не раз. Например, Вселенский потоп 850 тысяч лет тому назад, реальность которого была доказана комиссией Американского Географического общества еще в 1950—1952 годах. В состав комиссии входил и великий Эйнштейн.

Таким образом, тонкоматериальный человек и интеллектуально развитая Земля как место обитания будущего физического человека создавались одновременно.

Сведения о том, как происходило «заселение» Земли ее будущими обитателями, стали известны благодаря посвященным — людям, способным подключаться к Всеобщему Информационному Полю.

Такими посвященными являются, например, Е. П. Блаватская, Е. И. Рерих, А. Бейли, А. Безант, Ванга, Джуна, член-корреспондент РАЕН В. Жуков, индийские свами и гуру, тибетские ламы и другие.

Знаменитый ясновидящий Эдгар Кейси в состоянии транса мог получать информацию — «видения» из прошлого. Его сведения полностью совпадают с сообщениями Е. Блаватской, Нострадамуса, Рудольфа Штайнера.

То, о чем пишет Е. Блаватская в книге «Тайная Доктрина», полностью сопоставимо с древнеиндийскими Ведами, подтверждается другими древними источниками и даже, как убедился профессор Э. Мулдашев, современной жизнью. И очень хорошо ее сведения укладываются в современные научные концепции. В «Тайной Доктрине» Е. Блаватская пишет и об источнике получения уникальных знаний, когда «как бы голос диктовал ей научные сведений». Она полностью убеждена, что Высший Разум через нее передал людям данные об истории развития человеческих рас. И мы, будучи знакомы с теорией физического вакуума и торсионных полей, понимаем, насколько это реально.

По сведениям, полученным посвященными, на Земле было всего пять рас людей. Под понятием «человеческая раса» понимается не нация, а цивилизация. Например, первая цивилизация — это цивилизация первых людей на Земле. Наша раса — пятая.

По поводу развития человечества академик А. Е. Акимов говорит [11, с. 27]: «По мере того как шел процесс эволюционного развития, Полевые Сущности переносились на Землю». Эти Полевые Сущности, люди первой расы, представляли собой светящиеся бесплотные формы лунного света и имели огромный рост. Потрясающе! Подобные существа встречаются в Космосе и в настоящее время. Их наблюдали многократно и наши, и американские космонавты. Заметку Е. Дмитриева об этих удивительных сущностях, опубликованную в сборнике «Невероятное, легендарное, очевидное» (№ 9, 1998 г.), стоит привести почти полностью.

«В далеком 1985 году, когда советская космическая программа была на подъеме, а о чрезвычайных происшествиях в Космосе предпочитали не упоминать, на космической станции „Салют-7" случилось непредвиденное. Шел 155-й день полета. Экипаж из шести человек: три „старожила" — Леонид Кизим, Олег Атьков, Владимир Соловьев и „гости" — Светлана Савицкая, Игорь Волк, Владимир Джанибеков — занимались запланированными экспериментами... На пути станции „Салют" возникло большое облако оранжевого газа неизвестного происхождения. Пока космонавты гадали, что это может быть, а Центр управления полетом анализировал полученное со станции сообщение, „Салют-7" вошел в облако. На какое-то мгновение показалось, что оранжевый газ проник внутрь орбитального комплекса. Оранжевое свечение окружило каждого космонавта, ослепляя и лишая возможности видеть происходящее. К счастью, зрение вернулось почти сразу. Кинувшиеся к иллюминатору люди остолбенели — по ту сторону сверхпрочного стекла в оранжевом облаке газа отчетливо виднелись семь гигантских фигур.

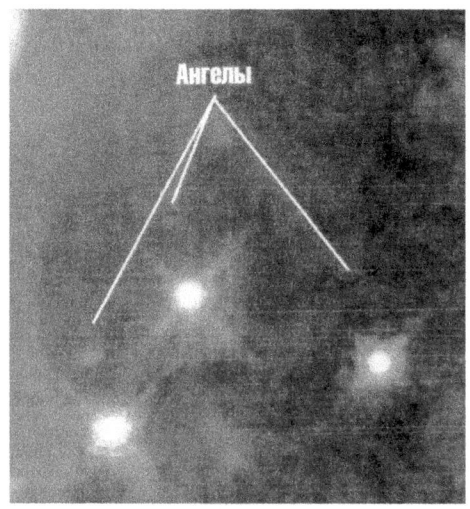

Рис. 6

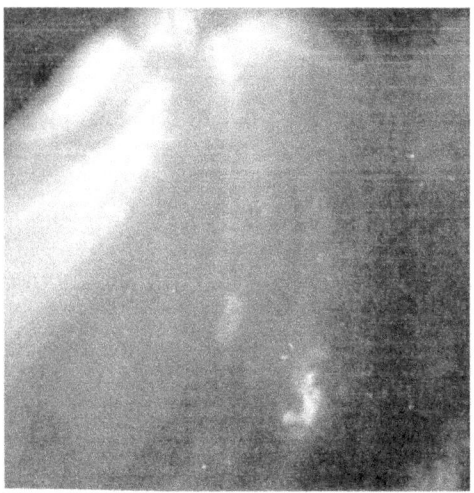

Рис. 7

Никто из космонавтов и не подумал усомниться: в Космосе перед ними летали создания света — небесные ангелы!

Почти как люди, они все-таки были другими. И дело не в огромных крыльях или ослепительных ореолах вокруг их голов.

Главное отличие заключалось в выражении на их лицах. Словно почувствовав на себе взгляд, ангелы обратили свои лица на людей. „Они улыбались, — рассказывали потом космонавты. — Это была не улыбка приветствия, а улыбка восторга и радости. Мы ТАК не улыбаемся". Корабельные часы бесстрастно отсчитали десять минут. По истечении этого времени сопровождающие станцию небесные создания исчезли. Пропало и оранжевое облако, оставив в душах космонавтов ощущение необъяснимой утраты».

Когда с отчетом об увиденном ознакомились руководители полета, отчет моментально получил гриф «секретно», а космонавтами заинтересовалась команда медиков. Исследования показали норму. Чтобы избежать огласки, отчет космонавтов убрали с глаз долой, а им самим посоветовали держать язык за зубами. В те времена существование ангелов советской идеологией не допускалось.

Сейчас, когда достоянием гласности стало многое, выяснилось, что и американские космонавты многократно встречали в Космосе ангелов. Их даже удалось сфотографировать с помощью орбитального телескопа «Хаббл». Появление крылатых созданий отмечала и аппаратура исследовательских спутников.

Наконец, недавно телескоп «Хаббл» снова преподнес сюрприз. Во время исследования галактики NGG-3532 сенсоры «Хаббла» зафиксировали появление на орбите Земли семи ярких объектов. На некоторых из полученных потом фотографиях виднелись слегка размытые, но тем не менее различимые фигуры светящихся крылатых созданий, напоминающих библейских ангелов! «Они были около 20 метров высотой, — рассказывал инженер проекта «Хаббл» Джон Пратчерс. — Их крылья достигали в размахе длины крыльев современных аэробусов. Эти создания излучали сильное свечение. Мы пока не можем сказать, кем или чем они являются. Но, как нам показалось, они хотели, чтобы их сфотографировали» (рис. 6, 7).

Снимками «Хаббла» заинтересовался Ватикан. Ангелоподобные фигуры интересуют и ученых, но установить их сущность пока не удалось. Однако заселение Земли Полевыми Сущностями вполне реально. Есть предположение, что они (наши Души) пришли на Землю с Фаэтона — планеты, которая подверглась полному саморазрушению (член-корреспондент РАЕН В. Жуков, кандидат физико-математических наук В. Я. Бриль).

Можно представить, насколько трудна была жизнь людей **первой расы** в плотном физическом мире. Они находились под полным контролем Тонкого Мира, передающего им телепатически всю необходимую информацию. Общение между собой так же было телепатическим, языка у них не было. Ведь Дух еще только вел кропотливую работу над созданием мозга и ДНК.

Очень интересно описывает внешность первого человека Макс Гендель [128, с. 209]: «...Тело было большим мешкообразным объектом с отверстием в верхней точке, из которой выделялся вверх какой-то орган. Это было нечто вроде органа ориентации и управления. С течением времени плотное тело стянулось более плотно и конденсировалось... орган на вершине тела дегенерировал в то, что называют шишковидной железой. Иногда ее называют „третьим глазом", но это неверное название, потому что этот орган никогда не был глазом... На ранней стадии существовало нечто вроде размножения. Эти огромные мешкообразные создания делились пополам, подобно делению клеток, но разделенные части не росли, и каждая половина сохраняла свою первоначальную форму». Сколько же потребовалось времени для создания физического тела современного человека!

Постепенно в процессе эволюции шло уплотнение и уменьшение размеров тела, и на Земле сформировалась **вторая раса**. Люди второй расы так же управлялись и контролировались Тонким Миром благодаря хорошо развитому третьему глазу. В конце второй расы появились гермафродиты. Однако сознание человека второй расы было самое смутное, какое только можно вообразить. Человек тех дней был весьма далек от того уровня разумности, которым обладают современные животные. Первым шагом к улучшению положения было строительство мозга для использования его в качестве инструмента разума в физическом мире. И, как считает М. Гендель, «это было достигнуто посредством разделения человечества на два пола».

Наиболее примечательной была **третья раса** людей, которая называлась «лемурийцы». Уплотнение материи продолжалось, и у ранних лемурийцев уже появились кости. Произошло разделение гермафродитов на мужчин и женщин, и появилось половое размножение. Можно считать, что проблема создания ДНК была решена. Язык ранних лемурийцев состоял из звуков, подобных звукам Природы. Шелест ветра в огромных лесах, которые буйно росли в тропическом климате того времени, журчание ручья, завывание бури, рев вулканов — все это было для них голосами богов, от которых, как они знали, они произошли. Лемурийцы весьма успешно использовали энергию Тонкого Мира. Каждый лемуриец был природным магом. Он ощущал себя потомком богов, духовной сущностью; его линией прогресса было приобретение не духовных, а материальных знаний, которые можно получить только благодаря развитию материалистической науки.

Имея весьма благоприятные условия жизни на Земле и используя энергию и необъятные знания Тонкого Мира, лемурийцы, особенно поздние — лемуро-атланты — достигли очень высокого уровня развития.

Академик РАЕН А. Е. Акимов пишет [11, с. 27]: «На Земле, когда возникла вещественная плоть, появились и стали развиваться глаза, стала отмирать функция третьего глаза. Другими словами, эволюционно мы теряли способность общаться с Высшими Сущностями. Но на Земле были целые золотые Тысячелетия, когда люди еще не потеряли своих фантастических способностей, и у них еще была связь с Высшими Космическими Сущностями, с Абсолютом. Человечество достаточно долго жило в гармонии с окружающей средой».

Эти золотые тысячелетия как раз и пришлись на период поздних лемурийцев. Лемуро-атланты построили огромные города, создали первоклассную науку, широко использовали психическую энергию. Предполагается, что к их достижениям относятся некоторые монументы Южной Америки, комплекс Стонхендж в Англии, египетский Сфинкс, загадка которого будоражит ученых до сих пор. Как пишет профессор Э. Мулдашев в газете АиФ (№ 24, 2000). «Египетский Сфинкс смотрит на Кайлас, гору, которая считается в восточных странах самым священным местом мира».

Наиболее развитые из лемурийцев научились дематериализоваться и материализоваться, освоили левитацию и телепортацию. Каждый лемуриец имел прямую связь с Тонким Миром, мог войти в состояние Сомати. «Сомати — такое состояние, когда Душа, покинув тело и оставив его в „законсервированном" состоянии, может в любой момент вернуться в него, и оно оживет. Это может произойти через день и через сто лет, и через миллион лет» [32, с. 355].

Продолжительность жизни лемурийцев достигала тысячи и более лет. Стоит напомнить, что почти такой же срок жизни на Земле имели люди и более позднего периода. Так, например, Енос жил 905 лет, Мафусаил — 969 лет, Ламех — 777 лет и др. [48, с. 5].

Вот что пишет по поводу лемурийской цивилизации тибетский лама Лобсанг Рампа в своей книге «Доктор из Лхасы» [123, с. 231].

По его сведениям, Земля во времена лемурийцев вращалась по другой орбите, которая лежала намного ближе к Солнцу; она имела планету-близнеца. Климат был тропический, флора обильной. На Земле господствовали исполины-суперинтеллектуалы (лемуро-атланты), организм которых не был похож на человеческий (рис. 8), но в их среде уже появились представители более поздней цивилизации — ранние атланты. И хотя атланты были вдвое выше, чем представители нашей цивилизации, они казались пигмеями по сравнению с лемурийцами. Лемурийцы покровительствовали атлантам и многому их научили; жизнь на Земле была размеренная и мирная... Затем случилось так, что суперинтеллектуалы перессорились друг с другом, начались затяжные войны. Наиболее дальновидные лемурийцы, владеющие парапсихологическими способностями, ушли в пещеры Гималаев и вошли в состояние Сомати, организовав таким образом Генофонд Человечества, который несколько лет назад был обнаружен профессором Э. Мулдашевым в трансгималайской экспедиции [32, с. 356].

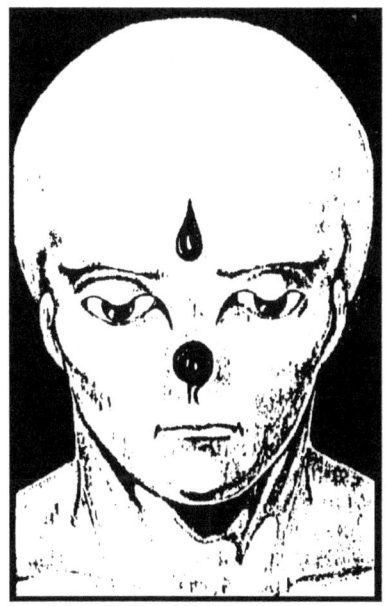

Рис. 8. Внешность человека, реконструированная по изображениям необычных глаз на тибетских храмах (*рис. О. Ишмитовой*)

А тем временем «во время короткого перемирия между затяжными войнами одни интеллектуалы тайно трудились, чтобы нанести поражение другим. Затем в один „прекрасный" день на планете произошел ужасный взрыв, вследствие которого она затряслась и изменила свою орбиту. В небе полыхали языки пламени, и по всей атмосфере распространился дым. Через некоторое время все стихло и успокоилось, однако по истечении нескольких месяцев в небе появился недобрый знак, от которого все уцелевшие жители Земли пришли в ужас. Это была приближающаяся планета. На Земле начался сущий ад. Раса сверхлюдей забыла о своих ссорах и поспешно поднялась в небо на своих сверкающих машинах. Они предпочли навсегда покинуть Землю».

Рукотворная космическая катастрофа произошла, и лемурийская цивилизация исчезла.

Часть оставшихся на Земле людей, в основном, атлантов — представителей **четвертой расы**, выжила, но оказалась в тяжелейших условиях: города были разрушены до основания, из-за изменения орбиты стал меняться климат; с севера надвигались холода. Необходимо было начинать жизнь сначала, а тут еще оказалось, что, как предполагает Мулдашев, Высший Разум прервал связь атлантов с Всеобщим Информационным Пространством. Возможно, эта связь была прервана еще во времена лемурийской цивилизации, тогда, когда процветали конфликты и все громче заявлял о себе культ Власти. Но, возможно, дело обстояло несколько иначе. Так, профессор Э. К. Бороздин высказывает интересное суждение о том, что человеку необходимо было пройти этап материалистического мировосприятия, когда человеческое сознание предоставлено самому себе, когда оно не ждет помощи из духовного мира, а вынуждено создавать условия жизнеобеспечения с помощью материальных средств, для получения которых необходимо знание материального мира, то есть развитие материалистической науки [119, с. 20]. Так что введение Тонким Миром блокировки на получение информации «свыше» можно расценивать и как наказание за «неправильный» образ жизни, что вполне реально, и как запланированный вывод человечества на новый этап познания. Но в любом случае, атланты оказались в трудных условиях и без всякой помощи свыше. Однако знания, полученные от лемурийцев, не дали атлантам одичать. Предпринимая раскопки и собирая сохранившиеся старинные писания, атланты по крупицам осваивали знания предыдущей цивилизации и, как могли, развивали науки. Восторжествовал культ Знания. Запрет на информацию из Тонкого Мира был снят. Получив доступ к Знаниям Тонкого Мира, атланты создали развитую цивилизацию, остатки которой можно найти и сегодня. О следах цивилизации атлантов пишут в своих книгах Е. П. Блаватская и Э. Мулдашев. А 10 октября в передаче петербургского радио прозвучало сообщение о том, что известный ученый Аллен обнаружил в Боливии на высоте 4 тысяч метров над уровнем моря плато, на котором находятся развалины церкви из красных и черных камней, в точности соответствующей по архитектуре сообщениям Платона о храмах в Атлантиде.

Но, видимо, самым грандиозным сооружением цивилизации атлантов является Город Богов на Тибете, о котором сообщает неутомимый путешественник и ученый Э. Мулдашев в газете АиФ (№ 20 и 21, 2000 г.).

«Те, кто строил „зеркально-пирамидальный комплекс Кайлас", знали законы тонких энергий и времени и научились ими управлять. Я думаю, что его построили люди чрезвычайно высоко развитой цивилизации, которой было подвластно владеть тонкими энергиями, обладающими, по некоторым данным, антигравитационными эффектами. В противном случае невозможно представить передвижение огромных каменных масс или обтачивание горных хребтов, необходимых при строительстве указанных пирамид и „зеркал"». При этом Мулдашев не сомневается, что грандиозные сооружения построили именно атланты. Он обнаружил на нескольких пирамидальных конструкциях рисунки, очень похожие на лица людей. В частности, один из рисунков напоминает лицо именно атланта, а не лемурийца, имеющего оригинальные черты лица.

Итак, атланты, с помощью третьего глаза настраиваясь на волны Тонкого Мира, легко получали знания, хранящиеся в Информационном Поле Вселенной. Праздность и легкость, с которой можно было достичь всего, чего угодно, привели к борьбе за власть. Начались междоусобные войны. И снова поступление информации свыше было заблокировано. Назревала катастрофа. Дальновидные жрецы решили запечатлеть на золотых пластинах историю цивилизации, карту мира и звездного неба того времени, самые передовые научные представления и предупредили об опасностях, которые подстерегали тех, кто злоупотребляет своими знаниями [123, с. 239]. Эти плиты спрятаны в каменных пещерах Тибета и Гималаев. И вот во время одной из экспедиций в Тибет ученым удалось найти пещеру, где, «по словам местных жителей, хранятся надежно защищенные золотые пластины, на которых в зашифрованном виде записаны знания предыдущей цивилизации». Об этом повествует статья Ю. Шигаревой «Выживут ли ученые в „Долине смерти"» (АиФ, № 41, 1999 г.).

Жрецы атлантов не ошиблись. Катастрофа разразилась 850 тысяч лет тому назад. Наступил Великий Потоп.

В 1994 году в Санкт-Петербурге была опубликована книга С. И. Бараша «Космический „дирижер" климата и жизни на Земле», в которой автор на основе анализа достоверных научных данных делает вывод о непосредственном влиянии Космоса на все процессы, происходящие с Землей.

Известно, что в солнечной системе космическое влияние сводится в основном к гравитационной силе, которая непосредственно воздействует на орбиты планет. Еще в 1950 году астрономы Ш. Г. Шараф и Н. А. Будникова рассчитали эксцентриситет эллипса земной орбиты за предыдущие 30 миллионов лет. Выяснилось, что эта величина колеблется с периодом в 100 тысяч лет. Но каждые 400 тысяч лет экстремальное значение эксцентриситета совпадает с экстремумами других параметров орбиты: долготы перигелия, наклона эклиптики к экватору — и возникает резонанс. При этом «Земля делает такой крен, от которого всем живущим на планете становится не по себе... Происходят глобальные изменения климата, которые, в свою очередь, порождают неслыханные катаклизмы, ведущие почти к полному обновлению флоры и фауны» [127, с. 13].

Американские ученые смоделировали на компьютере подобное явление и получили феноменальный результат. Последствия катастрофы оказались следующие: оставшиеся в живых люди планеты, к какой бы высокой цивилизации они ни принадлежали, должны были за сотню лет, а это четыре-пять поколений, одичать до первобытного состояния и начинать фактически с пещер и лесов. Но вернемся к Потопу.

Согласно Библии, в начале Потопа по всей Земле 40 дней и 40 ночей шел непрерывный ливень. Ученые подсчитали, что за это время на Землю обрушилось примерно 10^{13} тонн воды, то есть примерно 3,5 тонны на каждый квадратный метр земли. Не понимая, как такое количество воды за сравнительно короткое время могло попасть в атмосферу, они сочли информацию о глобальном ливне мифом. Еще более фантастичной представлялась информация из Библии о том, что при потопе водой покрылись даже высокие горы, ибо для этого необходимо еще примерно в тысячу раз больше воды, чем приведенное выше количество. Но вот доцент Санкт-Петербургского горного института, кандидат физико-математических наук В. Я. Бриль в результате своих исследований пришел к выводу, что на континенты вода хлынула из океанов. Точнее: океаны и моря по инерции хлынули при Потопе на свои восточные побережья, оголив западные. И действительно, такой «антипотоп» зафиксирован в древнейших рукописях Китая (западное побережье Тихого океана). И если Ной на своем ковчеге отплыл от «Земли обетованной», то, когда вода начала спадать, ковчег должен был оказаться существенно восточнее и несколько севернее места старта. Указанная в Библии финишная точка — гора Арарат — в точности соответствует этим требованиям.

Наступлением Мирового Океана именно на свои восточные берега можно объяснить, например, почему индусов и китайцев больше, чем других народов. Они уцелели при Потопе потому, что: во-первых, их территории расположены к западу Тихого Океана, и «антипотоп» предупредил их о грозящей катастрофе; во-вторых, воды Тихого Океана двинулись от них на Америку, а воды Атлантики, если и дошли до этих мест, то значительно ослабленными; в-третьих, обратный отток Тихого Океана на запад был более медленным, что дало больше времени для эвакуации населения, и, в-четвертых, высочайшие места на Земле — Тибет и Гималаи — оказались незатопленными [130, с. 350]. Так что не удивительно, что расселение арийской расы, как установил Э. Р. Мулдашев, началось именно с Тибета.

Когда вода после Потопа спала, то выжившие после катастрофы люди, в основном арийской расы, как показала американская модель, вернулись к первобытному существованию.

Но цивилизация атлантов погибла не сразу. Последним их пристанищем являлась легендарная Атлантида, погибшая примерно 12 тысяч лет тому назад. Об огромном острове-материке и могучем государстве атлантов на нем рассказал миру великий древнегреческий философ Платон (427—347 гг. до н. э.), получивший соответствующую информацию от своего предка Солона, который, в свою очередь, узнал эту историю от древнегреческих жрецов. Это история о том, что когда-то в Атлантическом океане существовал гигантский остров, на котором процветала высокоразвитая цивилизация, погибшая «за одни ужасные сутки», ибо «весь остров погрузился в пучину». Со времен Платона интерес к Атлантиде не ослабевал. Были осуществлены многочисленные попытки ее отыскать. Но все напрасно: главные вопросы: где похоронена Атлантида и по какой причине она погибла — до сих пор оставались без ответа. На последний вопрос атлантологи обычно отвечали, используя гипотезу прицельной бомбардировки острова огромным метеоритом.

Но в последние годы, когда В. Я. Брилем были созданы кинетическая теория гравитации и единая теория материи [130, с. 352], причина гибели Атлантиды получила другое, более научное объяснение. И заключается она в следующем.

Любая крупная планета сразу после своего «рождения» начинает гравитационно оформляться в виде шара или, с учетом ее вращения, в виде эллипсоида вращения, ибо именно при такой форме ее внутренняя гравитационная энергия минимальна. Поверхность планеты относительно быстро покрывается замкнутой кристаллической корой, которая начинает препятствовать быстрому расширению более плотных недр. По теории В. Я. Бриля, недра планеты, поглощая большую фоновую энергию (энергию физического вакуума), стремятся к расширению быстрее, чем кора Земли. Борьба всегда заканчивается в пользу расширения, и это приводит либо к образованию в коре глобальных трещин (например, каналы на Марсе или Юпитере), или к выбросу спутника (Луна, Фобос и т. д.), или даже к полному саморазрушению планеты (планета Фаэтон).

Система глобальных трещин расчленяет кору Земли на несколько крупных блоков — литосферных плит. Прилегающие к этим трещинам участки Земли называются рифтовыми зонами. Причем трещины и прилегающие к ним рифтовые зоны располагаются и в океанах, и на континентах.

Океанологи подтвердили, что рифтовые зоны океана — это гигантская, глобально протяженная (общей длины около 60 тысяч километров) система расширяющихся трещин в океанической коре.

Под напором расширяющихся недр, при достижении в коре критических напряжений, она лопается, причем лопается там, где тонко. А тонко в рифтовых зонах океана, где толщина коры менее 10 км, а на континентах в 5—10 раз больше.

Научные исследования В. Я. Бриля показали, что последняя глобальная катастрофа действительно произошла примерно 12 тысяч лет тому назад. Гибель Атлантиды Платон относил к тому же времени. Специфические предпосылки к катастрофе были следующие.

Атлантида располагалась на сравнительно тонкой, а потому более гибкой и податливой базальтовой океанической коре.

Для объяснения этого весьма удобна следующая аналогия. Представим, что Земля — футбольный мяч; толстая гранитная континентальная кора Земли — это разорванная покрышка мяча; тонкая базальтовая океаническая кора — целая камера. Если такой мяч с целой камерой, но с разорванной покрышкой, накачивать воздухом, то начнут вспучиваться участки камеры, лишенные покрышки.

Именно такое вспучивание тонкой океанической коры в Атлантике под напором расширяющихся недр и послужило предпосылкой к гибели Атлантиды. Интересно, что и в настоящее время этот регион (Азорские острова) испытывает медленный подъем (вспучивание) со скоростью порядка 1 см в год. Кстати говоря, о том, что дно в этом районе поднимается, говорил еще в XIX веке ясновидящий Э. Кейси в связи со своими сообщениями об Атлантиде. За время примерно 100 тысяч лет, а такие катаклизмы, как с Атлантидой, повторяются почти регулярно каждые 100 тысяч лет, при такой скорости общий подъем дна океана составит около километра. Так что цивилизация атлантов, точнее, то, что к тому времени от нее останется, через какие-нибудь несколько десятков тысяч лет сама выйдет из «пучины», представ перед глазами наших изумленных потомков.

Так что же явилось причиной гибели Атлантиды?

На вспученном участке океанической коры в самой тонкой ее части, в рифтовой зоне, под напором расширяющихся недр растягивающие напряжения достигли критического значения. Возникла глобально протяженная трещина. Весь скопившийся под корой эндогенный газ и часть расплавленных базальтовых лав через эту трещину были извергнуты из недр в океан. Ранее вспученный и потому выступавший над поверхностью океана в виде огромного острова — Атлантиды — участок океанической коры, лишившись опоры, опустился, «погрузившись в пучину». Причем этот процесс занял не «одни ужасные сутки», а значительно меньше. При этом опускание наиболее тонких участков океанической коры могло достичь, по расчетам, двух-трех километров, а местами и больше [130, с. 356]. Так что неудача в поисках Атлантиды связана, прежде всего, с огромной глубиной ее погружения, значительно большей, чем предполагалось ранее.

А **пятая раса**, арийская, начала свое развитие «с пещер и лесов». Не имея связи с Информационным Полем Вселенной в силу неразвитости третьего глаза, цивилизация арийцев развивалась крайне медленно. И это при том, что в пещерах Гималаев и Тибета в состоянии Сомати находились самые высокоразвитые представители прошлых цивилизаций, чьи Души, находясь в Тонком Мире, скорее всего, наблюдали за жителями Земли, стремясь не допустить глобальной катастрофы, способной разрушить планету.

Стоит отметить, что информация из Тонкого Мира шла и идет постоянно, но уловить и понять эту информацию могли только отдельные выдающиеся личности, такие как Гермес Трисмегист. Так, генерал Г. Г. Рагозин, занимающийся исследованием психоинформационного воздействия, в своем интервью газете НГН (№ 20, 1999 г.) заявил: «Если хотите, люди всегда живут под информационным потоком. Они его не ощущают, но он проходит через их сознание. Приходят ведь в голову всякие образы странные».

Наиболее активно человечество стало получать систематизированные знания о сущности мира и человека через Пророков, начиная примерно с V века до новой эры. Великие духовные вожди получали необходимую информацию и несли ее людям: Христос, Будда, Озоастр, Моисей, Магомет делали все, чтобы вырвать народы планеты из невежества и дикости. Их деятельность привела к успеху. Были созданы религии: христианская, буддистская, индуистская, мусульманская и др. Однако со временем это привело к возникновению войн на религиозной почве, которые локально продолжаются и сейчас.

Человеком трудно управлять извне. И по мере прогресса эволюции и все большего развития он становится все более неподатливым предложениям извне и свободным действовать по своему разумению, следовать своим собственным желаниям. Он совершает много ошибок, и многие, вероятно, сочли бы за благо, если бы Высший Разум силой наставлял их на правильный путь; но если бы это было так, человек не научился бы действовать правильно. Если бы он делал добро только за неимением выбора и не имел бы возможности поступать иначе, он был бы всего-навсего роботом, а не развивающимся богом. Как строитель учится на своих ошибках, исправляя их в следующих строениях, так и человек при помощи своих промахов и боли, которую они ему причиняют, приобретает мудрость.

Не пора ли всем нам, живущим сегодня на рубеже третьего тысячелетия, проявить свою мудрость? Ведь промежуточные итоги развития нашей цивилизации потрясают: колоссальная угроза существованию всей планеты — накопленного ядерного оружия хватит, чтобы много (!) раз уничтожить Землю; надвигающаяся экологическая катастрофа планеты (не взорвем, так отравим); клонирование людей; опутывание человечества бездуховной по своей сути сетью Интернета; наличие различных религий, которые если и не враждуют открыто между собой, то относятся крайне неприязненно друг к другу, не признавая того, что корень-то у всех один.

Невольно задумаешься: как долго еще Высший Разум будет терпеть наше издевательство над планетой, которая создавалась Богом и Тонким Миром миллиарды лет и которую мы упорно и настойчиво уничтожаем? Не пора ли нам всем остановиться, оглядеться и подумать? Осознать божественную красоту природы, осмыслить свое место в ней, понять цели своего существования вообще и на Земле в частности, оценить свои силы и все без остатка отдать на сохранение Мира, Добра, Любви! Пусть всегда будет чистое небо над нашей планетой! Пусть всегда будет Солнце! Пусть всегда будут Дети! Чтобы нашему бессмертному Духу было куда возвращаться! На прекрасную, цветущую голубую планету, а не в какой-нибудь мир в черно-серых тонах!

3.6. ТОНКИЙ МИР — РЕАЛЬНОСТЬ!

Ошеломляющим подтверждением реальности Тонкого Мира является существование в Гималаях Генофонда Человечества, открытого профессором Э. Р. Мулдашевым, и присутствие на Земле Аватара Сатья Саи Бабы*.

Мулдашев Э. Р., крупный российский ученый с мировым именем, доктор медицинских наук, профессор-офтальмолог, является изобретателем хирургического материала «Аллоплант», стимулирующего рост тканей человека. Как говорит сам автор в интервью газете АиФ (№ 23, 1998 г.): «Аллоплант готовится из тканей умерших людей путем их специальной обработки. Любопытно то, что мертвая пересаженная ткань является источником непонятной энергии. Это выявлено специальной аппаратурой». В газете АиФ (№ 5, 2000 г.) рассказывается об уникальной операции, сделанной Мулдашевым, «по возвращению света» абсолютно слепому человеку. Не говоря уже о ювелирной работе врача, вызывает восхищение новый биоматериал, который

---

* Сатья Саи Баба умер 24 апреля 2011 года. — *Примеч. ред.*

«так обработан, что на месте различных видов аллоплантов вырастают разные виды тканей. Фактически это стимулятор роста своих собственных частичек глаза». И ученый поясняет, что существование биоэнергетического тела — слепка физического тела — уже не вызывает сомнения, и каждый орган, в том числе и глаз, имеет свой слепок в полевой структуре. «Сетчатка, которую я пересадил, имеет свой слепок, зрительный — тоже. И между этими энергетическими структурами должен образоваться очень быстрый контакт. То есть на уровне волн биоэнергии мозг уже должен начать получать информацию от пересаженной сетчатки другого человека». Воздействуя на орган человека, заменяя его больную часть донорским элементом, Мулдашев изменяет торсионное излучение каждой клетки физического глаза, в результате меняется «слепок» глаза в эфирном теле, и мозг начинает считывать информацию с откорректированной биополевой структуры. Какое прекрасное подтверждение разработкам современной науки!

Э. Р. Мулдашев опубликовал около 300 научных работ, получил 52 патента России и некоторых других стран, ежегодно проводит 300—400 сложнейших операций. Но это не все. Будучи человеком с необычайно широким кругозором, он занялся исследованием проблемы происхождения человечества, организовал несколько экспедиций в Индию, Непал и на Тибет. Одно из своих путешествий он увлекательно описывает в книге «От кого мы произошли?» Результаты этой уникальной экспедиции полностью укладываются в рамки новых научных концепций, рассмотренных в данной книге. Поэтому мы взяли на себя смелость изложить некоторые из этих результатов в свете новых концепций.

Используя свои связи в офтальмологических кругах Востока, Мулдашев связался с высокопоставленными религиозными деятелями и учеными Индии и Непала, которые помогли ему подойти к разгадке тайны происхождения человечества и понять, что «есть энергия сознания, то есть самая божественная энергия, из которой путем уплотнения Духа было создано человеческое тело» [43]. Эту энергию, называемую психической, ученые изучают сегодня [108].

В беседе с крупным ученым, который посвятил свою жизнь научному изучению религии Востока, Свами Дарамом, Мулдашев выяснил, что в наше время в пещерах Гималаев в состоянии Сомати миллионы лет находятся представители древних цивилизаций — лемуро-атланты и атланты. Сомати характеризуется «каменно-неподвижным» состоянием физического тела, в то время как Дух и Душа находятся вне его. При возвращении Души в тело, человек выходит из состояния Сомати и оживает, даже если это происходит через сто, тысячу или миллионы лет. Свами Дарам говорит о Душе [32, с. 97]: «Душа — это часть энергии Вселенной и находится она в специально очерченном пространстве». Душа может покидать свое тело, наблюдая его со стороны.

О выходе Души из тела

Действительно, сейчас и за рубежом, и в России идут интенсивные исследования этого феномена. За рубежом он называется «опыт вне тела — ОВТ», а в России просто «выход из тела — ВИТ».

ВИТ часто фиксируется в состоянии клинической смерти. На эту тему опубликовано много книг, например, «Жизнь после жизни» Р. Моуди, появившаяся в ноябре 1975 года и тут же ставшая бестселлером. Она подвигла к исследованию этого важного вопроса других крупных ученых и, что очень важно, не только ярых сторонников позиции Моуди, но и не менее ярых противников. Так, огромную исследовательскую работу с целью опровержения «бредовой» идеи о выходе Души из тела выполнил профессор медицины, кардиолог, доктор Майкл Сабом (университет Эмори, США). Он провел ряд самых тщательных исследований, сопоставляя рассказы пациентов, переживавших временную смерть, с тем, что фактически происходило в то время, когда они находились «по ту сторону», и что было доступно объективной проверке. Сабом собрал и опубликовал 116 случаев, все они были тщательно проверены им лично. В результате М. Сабом доказал, что Душа после смерти физического тела продолжает существовать, сохраняя способность видеть, слышать и чувствовать. Исследования Моуди и Сабома поддержали доктор Элизабет Кюблер-Росс, доктор Кеннет Ринг, доктора Озиз и Харольдсон и др.

Оказалось, что выход Души из тела можно наблюдать не только в состоянии клинической смерти, но и, например, в трансовом состоянии. При этом возможна двойная проверка: с одной стороны, Душа, покинувшая физическое тело, может побывать в заданной зоне и, возвратившись, рассказать о том, что она там наблюдала. С другой стороны, ученые, приспособив аппаратуру в этой зоне, могут зафиксировать присутствие Души.

Именно такие исследования были выполнены доктором Ч. Тартом из Калифорнийского университета, доктором Р. Моррисом, группой энергетических исследований отдела Института биоэнергического анализа и многими другими [78, с. 194].

Подобные исследования с измерением параметров физического тела и регистрацией астральной проекции (Души) проводятся и в России. Так, в журнале «Сознание и физическая реальность» (1999. № 4. Т. 4) в статье «Исследование необычных состояний сознания» представлены результаты подобных исследований, полученные в период 1992—1995 годов в лаборатории ТХО «Юпитер» на базе клиники нейрохирургии ВМА имени С. М. Кирова. Об удивительных исследованиях сообщает в своей статье О. И. Коекина в журнале «Парапсихология и психофизика» (1997. № 2. С. 41—47).

Группа исследования — добровольцы в количестве 18 человек, владеющие методами медитации (одна из форм трансового состояния). Всем участникам исследования проводили регистрацию биоритмов мозга по 16 стандартным монополярным отведениям в соответствии с общепринятой международной стандартной схемой. В результате исследований были выделены путешествия вне тела-ВИТ, ограниченные районами Москвы, отдаленные от места проведения на несколько километров, или в другие города.

Не менее интересные опыты по исследованию ВИТ проводились в Институте психологии РАН (Парапсихология и психофизика. 1997. № 1. С. 78—79), а в Институте биологии РАН многократно исследовались необычные способности человека в трансе, в том числе и ВИТ. Большую работу по исследованию ВИТ ведет Президент Фонда парапсихологии, доктор медицинских наук, профессор А. Г. Ли.

Ведущий научный сотрудник ИРЭ РАН, доктор медицинских наук, И. В. Родштат пишет: «Люди в состоянии ВИТ якобы совершают длительные путешествия, но отнести их переживания к галлюцинаторным не представляется возможным, так как информация, почерпнутая ими в своих странствиях, отмечается высокой достоверностью» [131, с. 3].

В своей работе «Магия мозга и лабиринты жизни» (с. 213) Н. П. Бехтерева отмечает: «Итак, живет ли тело без Души — ясно только в отношении так называемой биологической жизни. По крайней мере частично — не живет. А вот Душа без тела живет — или живет то, что может быть соотнесено с понятием Души».

На ежегодной встрече Американской Ассоциации Психиатров, состоявшейся 5—9 мая 1980 года в Сан-Франциско, ученые обсуждали многочисленные исследования ВИТ. Они сделали следующие выводы.

- При ВИТ возникает не просто ощущение отделения сознания от тела — сознание отделяется во всей своей полноте, так что происходящее лучше всего определить как ощущение полного отделения личности.
- Личность во всей полноте, включая наблюдающую и воспринимающую функции эго, переходит в иное, отличное от мозга, пространственное положение, а материальное тело при этом выглядит обездвиженным и «лишившимся сознания». Не возникает провалов в сознании, о которых сообщают в случаях гипноза, сновидений и т. д., напротив, опрошенные подчеркивают обостренное самоосознание.

В статье «Есть ли Зазеркалье»? опубликованной журналом «Терминатор» (1995. № 1), Н. П. Бехтерева отмечает: «Выход Души из тела со всеми последующими процессами — наблюдается сейчас гораздо большим количеством лиц, чем требуется для доказательства существования вновь обнаруженной физической частицы. Ее существование считается доказанным, если кто-то второй, вдали или вблизи от первого, увидит ее в тех же условиях опыта».

Так что ВИТ — это реальность, исследованная и признанная многими учеными мира.

Однако состояние Сомати отличается от просто ВИТ тем, что в последнем случае тело оказывается неподготовленным к длительной консервации. Индийский ученый Свами Дарам считает, что «каменно-неподвижное» состояние физического тела достигается за счет снижения обмена веществ в организме до нуля. Добиться этого можно за счет такой медитации (глубокий транс), при которой биополе воздействует на воду в организме и через нее на обменные процессы. Так что ВИТ, если можно так выразиться, представляет собой кратковременное Сомати.

В беседе со Свами Дарамом Мулдашев узнал о том, что в пещерах Гималаев и сегодня находятся люди в состоянии Сомати. В Непале ему удалось встретиться с крупным религиозным деятелем Бонпо-Ламой, который сообщил, что для проникновения в пещеру-Сомати нужен Доступ, который дают (или не дают) Души тех, кто находится в пещере. А для общения с ними есть медитация, есть Дух. Здесь стоит еще раз напомнить, что медитация — это разновидность трансовых состояний, которые, по словам доктора медицинских наук Э. М. Каструбина, «являются входом в Информационное Поле Земли».

Разговор с Бонпо-Ламой привел к целой веренице дополнительных встреч, в результате которых Мулдашеву и его группе удалось выяснить место нахождения одной из пещер-Сомати, а также узнать имена двух человек, которые следят за порядком в пещере. В разговоре с этими людьми выяснилось, что, действительно, в пещере сидят в позе Будды представители древнейших цивилизаций. Эти люди согласились проводить профессора Мулдашева к пещере.

К сожалению, проникнуть в залу, где сидят «каменные» исполины, Мулдашев не сумел. Защитное психоинформационное воздействие было необыкновенно сильным, и он пишет: «Я понял, что дальше идти нельзя, в противном случае наступит смерть».

Суть защитного барьера состояла в дистанционно-гипнотическом воздействии на входящего в пещеру человека. С точки зрения современной науки, торсионные поля, создаваемые мыслями человека, воздействуя на физический вакуум, распространяются вокруг мгновенно. Мы уже знаем, что добрые мысли порождают правые торсионные поля, а злые — левые. А значит, Душа человека в Сомати, находящаяся вовне и опекающая свое каменно-неподвижное физическое тело, способна проанализировать намерения человека, входящего в пещеру. Еще Е. Рерих говорила, что в страну Шамбалу можно войти только с добрыми мыслями. Но, видимо, простого любопытства, даже без злых мыслей, недостаточно для получения Доступа в пещеру. А пройти без Доступа невозможно.

Во время следующей экспедиции в Гималаи ученым удалось найти еще несколько пещер-Сомати. У одного из входов в пещеру ученые произвели фотографирование аур всех членов экспедиции аппаратом профессора К. Г. Короткова. Все изображения аур людей, побывавших несколько минут в пещере у самого входа, оказались «изорванными, как бы съеденными». При этом участники экспедиции чувствовали огромную слабость. Такие исследования проводились несколько дней, результаты повторялись. Сомнений не осталось: пещера забирает человеческую энергию (73).

Видимо, мы, живущие сейчас, еще не созрели для посещения пещеры.

Однако в Сомати-пещере в 20-х годах нашего столетия побывали несколько тибетских лам и в том числе панчен-лама Лобсанг Рампа, который позднее описал это посещение и даже свои ощущения при вхождении в состояние Сомати [37, с. 183]:

«Трое старцев, трое великих метафизиков мира собирались провести меня через последнее посвящение... Мы шли вперед нерешительными шагами, дрожа и скользя. Воздух давил и угнетал, как будто вся тяжесть земли легла нам на плечи. У меня было такое чувство, что я проник в центр мира. Наконец мы... вышли к огромной нише... Внутри я увидел три саркофага из черного камня, украшенные рисунками и загадочными надписями. Они были открыты. Когда я бросил беглый взгляд внутрь одного из них, у меня перехватило дыхание, и я почувствовал сильную слабость.

— Смотри, сын мой, — сказал один из аббатов, — они жили словно боги в нашей стране, когда здесь еще не было гор. Они ходили по нашей земле, когда море омывало ее берега и другие звезды горели в небесах. Смотри и запоминай, ибо только посвященные видели это.

Я повиновался: я был и очарован, и трепетал от страха. Три обнаженных тела, покрытые золотом, лежали передо мной. Двое мужчин и одна женщина. Каждая черточка их четко и точно передана в золоте. Тела были огромны! Женщина была более трех метров, а более рослый мужчина — не менее пяти метров. У них были большие головы, слегка сходящиеся на макушке в конус, угловатые челюсти, небольшой рот и тонкие губы, длинный и тонкий нос, глубоко посаженные глаза. Их нельзя было принять за мертвых — казалось, что они спали...

Старший аббат повернулся ко мне и произнес:

— Ты входишь в круг посвященных. Ты увидишь прошлое и узнаешь будущее. Испытание будет тяжелым. Многие не выживали, и многих ждали неудачи... Готов ли ты и согласен ли подвергнуться испытанию?

Я ответил, что готов, и они повели меня к каменной плите между саркофагами. В соответствии с указаниями я сел на нее в позе лотоса и воздел руки к небу ладонями вверх... Один за другим монахи брали в руки масляные лампы и исчезали. Они закрыли за собой тяжелую дверь: я остался наедине с теми, кто жил в прошедшие века. Шло время. Я размышлял. Лампа, которую я принес с собой, зашипела и погасла... Ничего не осталось, кроме темноты... Это была настоящая могильная тишина.

Неожиданно тело натянулось, мышцы напряглись, онемевшие члены стали леденеть. Было такое ощущение, что я умираю в этой древней могиле, на глубине более ста метров от поверхности земли и солнечного света. Ужасный удар потряс тело изнутри, я стал задыхаться. До слуха донесся страшный шум и треск, как будто закатывали в рулон пересохшую кожу.

Понемногу могила стала заливаться странным голубым светом, словно луна поднялась над гребнем гор. Равновесие, подъем, падение — мне показалось, что я лечу над землей. Сознание подсказывало другое: я планирую над собственным физическим телом. И хотя никакого ветра не было, меня поднимало как клуб дыма. Вокруг головы у себя я заметил светящуюся радиацию, похожую на золотой нимб. Из глубины моего тела тянулась нить голубого серебра, она вибрировала, словно живая, и играла живым блеском... Я чувствовал себя одиноким, покинутым, я был как обломок кораблекрушения в бушующей Вселенной. Мое астральное тело парило и трепетало, словно лист в сильную бурю...

Постепенно глубокие сумерки, окутавшие меня, стали рассеиваться. Я услышал шум моря и шипение набегающих на берег волн. Я вдыхал соленый воздух и ощущал сильный запах морских водорослей. Пейзаж, окружавший меня, откуда-то был мне знаком, я распластался на песке, пригретый солнцем, и глядел на пальмы. Но другая часть моего сознания протестовала — я же никогда не видел моря, я даже не знал о существовании пальм! ...Спустя какое-то время видимые мной образы затуманились и пропали. Постепенно я стал терять как физическое, так и астральное сознание. Словно невидимые руки вцепились в меня, потянули за серебряную нить и потащили меня вниз, наматывая, как на катушку, силой втаскивая меня в это холодное безжизненное тело. Спустя еще какое-то время неприятное ощущение коснулось меня, и стало так холодно, что я поневоле вспомнил, что лежу на каменной плите могилы. Мой мозг лихорадочно заработал.

— Да, он пришел в себя. Он вернулся в этот мир!

Прошли еще минуты. И вот слабый свет коснулся моих глаз. Масляные лампы. Три старых аббата.

— Ты с триумфом прошел испытания, сын мой. В течение трех суток ты лежал на этой плите. Ты был мертв. Ты выжил.

Высшие монахи склонились над саркофагом, приподняли мою голову и плечи и, разжав челюсти, влили в меня что-то горькое. По моим жилам, целых три дня пребывавшим в спячке, словно пробежал огонь.

Мы вышли из могилы, которую я не забуду никогда, и ледяной воздух подземного прохода вновь окружил нас».

Итак, на основании данных, полученных в экспедиции, ученые пришли к выводу о существовании на Земле Генофонда Человечества в виде людей разных цивилизаций в состоянии Сомати, законсервированных на тысячи и миллионы лет, но способных выйти из этого состояния в случае глобальной катастрофы, чтобы дать продолжение жизни на Земле. Создание физического тела человека — трудный и очень долгий процесс. Чтобы в случае полного уничтожения человечества на Земле Высшему Разуму не пришлось бы начинать все с нуля, логично предположить, что он подстраховался созданием Генофонда.

По представлениям ученых, Генофонд Человечества — это целая подземная и подводная страна с людьми разных цивилизаций, находящимися в состоянии Сомати. Эти люди находятся под непосредственным контролем Высшего Разума и связаны между собой через Информационное Поле Вселенной. Душа, покинув тело, находится с ним в связи при помощи «серебряной нити», о которой много говорили посвященные и экстрасенсы, но которую не могли наблюдать ученые. Не было не только никаких фактов, подтверждающих существование этой нити, не было даже подходящей гипотезы. И вот такая гипотеза появилась.

В 1981 году физик, член-корреспондент АН СССР Л. Б. Окунь опубликовал в журнале «Успехи физических наук» обширную статью «Современное состояние и перспективы физики высоких энергий» о новых частицах — глюонах. Глюоны — от *англ.* glue — «клей». Он пишет: «Эти частицы могут обладать и обычными, и электрослабыми, и сильными взаимодействиями. Рожденная на ускорителе пара Q-частиц, обладающих противоположными Q-зарядами, должна быть связана Q-глюонной нитью». И описывает свойства глюонных нитей: они должны быть абсолютно прочными, могут неограниченно удлиняться и совершенно свободно прорезать стены, горы, земной шар. Причем толстой нить быть не может, так как при большой толщине она должна растворяться в газе реликтовых Q-глюонов.

Потрясающе! Эти свойства в точности соответствуют свойствам серебряной нити: диаметр примерно 1—2 дюйма, обладает абсолютной прочностью, ее невозможно порвать, но она может «отклеиться», если силы ее натяжения превысят силы химических связей, что и происходит при посмертном химическом распаде физического тела. Глюонная нить может бесконечно удлиняться и проходить сквозь любое вещество. При этом она остается невидимой, так как кванты света с глюонами не взаимодействуют, да и сами глюоны — это, подобные тем же фотонам, не столько частицы, сколько связующие поля. В настоящее время высказываются достаточно обоснованные предположения, что «серебряная нить жизни» скорее всего является глюонной нитью. Так что серебряная нить соединяет две формы жизни: в Тонком Мире (Душа) и в физическом мире (тело).

Необходимым условием для Сомати является температура +4 °С, которая характерна для помещений в пирамидах, для глубоких слоев воды и для пещер. Мулдашев предположил, что психоэнергетический барьер, защищающий пещеры-Сомати, наводится не только Душами людей в Сомати, но и Шамбалой, и что в основе существования легендарной Шамбалы и почти неизвестной страны Агарти лежат два феномена: материализация и дематериализация и Генофонд Человечества [32, с. 327].

То, что Тонкий Мир существует, убедительно доказано и признано наукой. Мир, параллельный нашему физическому миру, «живет» по своим законам, которых мы пока не знаем. Между двумя мирами, существующими параллельно, должны быть взаимные переходы. Тонкий Мир, Мир психической энергии (мир сверхвысоких частот) должен иметь взаимопереходы и взаимосвязи с физическим миром по типу перехода волновой энергии в материю и наоборот. Следовательно, должна существовать материализация мысли и дематериализация вещества в мысль. Здесь уместно вспомнить о том, что теоретическая физика признает такую возможность. Академик Г. И. Шипов доказал в своих работах, что в физическом вакууме существуют точки бифуркации. Достаточно воздействовать на них «полем сознания», и это приведет к рождению из вакуума не только элементарных частиц, но и «более сложных физических объектов» [25, с. 103].

Но физика еще только признает возможность материализации, а живущий в Индии современный святой Сатья Саи Баба материализует.

Аватар Сатья Саи Баба

Сатья Саи Баба родился 23 ноября 1926 года в Путтапарти, глухой деревушке на юге Индии. Подобно Христу, Сатья Саи оставил семью в возрасте тринадцати лет. В ноябре 1940 года он уже был провозглашен Аватаром (воплощением Бога). С этого времени он выполняет свою миссию на Земле.

В 1968 году Альберт Экхарт написал: «Различие между Саи Бабой и Иисусом Христом заключается в том, что первый живет сейчас и его чудеса подтверждают многие люди, в то время как о чудесах Иисуса Христа рассказано только в Библии. Тем не менее поведение и деяния обоих схожи, а часто одинаковы».

Способности Саи Бабы поражают. Он творит бесконечные чудеса, материализуя в огромном количестве все что угодно, от бриллианта до замши, исцеляет все известные человеку болезни. Он способен появляться одновременно в разных местах, левитировать, знает мысли всех и каждого, телепортирует предметы и может трансформировать один предмет в другой, просто подув на него.

Его часто спрашивают, почему он не материализует пищу, чтобы накормить всех голодающих в мире, и почему, если он — Аватар, он позволяет случаться землетрясениям, голоду и эпидемиям. Ответом может служить то, что он в некоторых случаях материализовывал пищу для голодных, и были случаи, когда он убирал отрицательную карму человека и смягчал последствия вроде бы стихийных бедствий, которые на самом деле были вызваны себялюбием и алчностью человека. Но если этим заниматься во всемирном масштабе, то будет нарушен Закон Кармы, на котором основано все сущее бытие. Задача Саи Бабы — изменить человека духовно, чтобы этих бедствий не было вообще; даже если бы он создал что-то вроде искусственных садов Эдема, мы, не будучи готовыми их сохранить, в течение века превратили бы их в то, что имеем на сегодняшний день.

Ему был задан вопрос: «Ты хочешь сказать, что в настоящее время поднимаешь сознание людей до богоподобного уровня, чтобы они сами могли вершить свою судьбу?» Баба ответил: «Совершенно правильно. Они разделяют со мной божественную силу. Я должен работать через них, пробудить находящегося в них Бога и ввести их в действительность более высокого уровня, чтобы они смогли стать хозяевами законов и сил природы. Если я незамедлительно все исправлю, оставив людей на прежнем уровне сознания, они вскоре все испортят и вцепятся друг другу в глотки — и в результате в мире воцарится все тот же хаос».

Аватар принимает человеческий образ, чтобы поднять развитие человека на ступень выше, чтобы ввести его в новый век. «Чтобы спасти утопающего, — говорит Саи Баба, — нужно прыгнуть в воду, то есть воплотиться».

Путешествуя по Индии, профессор Мулдашев не мог не посетить ашрам Саи Бабы. В одном из номеров газеты АиФ [43] он делится своими впечатлениями о встрече с великим Аватаром:

«Главная особенность Саи Бабы — умение „материализовывать" мысль.

— Вы сами наблюдали эту „материализацию"?

— Да, во время действа мы сидели в первом ряду. Саи Баба каждый раз подходил к нам, ставил кисть в горизонтальное положение и делал одно—три круговых движения. В этот момент под его ладонью появлялось облачко, которое в мгновение ока сгущалось и превращалось в пепел, висящий в воздухе под ладонью. Саи Баба ловким движением собирал этот пепел в ладонь и высыпал в протянутую руку паломника. Причем пепел не просто сыпется, а как бы струей под давлением направляется вниз из пространства между сомкнутыми пальцами. У меня на ладони этот пепел образовал ровную горку... Все делается не на сцене, а прямо перед глазами сидящих в позе Будды паломников».

Следует отметить, что пепел, называемый «вибхути», излечивает практически от всех болезней.

Мулдашев также говорит о том, что «основная информация была получена от четырех заместителей Саи Бабы, которым было поручено побеседовать со мной. Оказалось, что каждый из них является ученым высокого уровня. Разговор начинался с того, что в течение часа меня экзаменовали как школьника по вопросам происхождения человечества и духовных аспектов мироздания. А далее по 3—5 часов шла доверительная беседа».

Известный английский писатель Рон Ленг, потрясенный феноменом Саи Бабы, описывая процесс материализации пепла, пишет, что этот пепел бывает разным по форме, вкусу, запаху и цвету. Он может быть грубодисперсным, с кубическими частичками или мелкой пудрой, сладким или безвкусным, благоухающим или едким, белым, серым или зеленоватым. Профессор Кастури как-то вычислил, что к 1970 году Саи Баба должен был произвести в общем количестве пять тонн вибхути. К настоящему времени эта цифра вполне может быть удвоена.

Директор фонда «Сатья Юниверсал» в Санкт-Петербурге Александр Цейко в интервью газете «Час пик» (№ 42 от 27 октября 1993 г.) рассказал, что группа российских паломников побывала в ашраме Саи Бабы и своими глазами видела процессы материализации и даже «принимала участие в этом»:

— Он спросил меня, христианин ли я, и на моих глазах материализовал удивительно красивый серебряный перстень с золотым крестом.

— Как?

— Он делает движение рукой и прямо из воздуха достает разные предметы. Одной женщине из нашей группы Саи Баба материализовал Шивилингам-камень, представляющий модель Вселенной со светящимся внутри изображением Свами. Меня он переспросил внимательно: «Так ты христианин?» — «После того, как я встретил тебя, не знаю — христианин, буддист или мусульманин». Он спросил: «Так с крестом или со Свами?» Я ответил: «С тобой». Он взял перстень и, держа прямо перед моим носом, дунул на него. На моих глазах металл стал изменяться, и крест трансформировался в портрет Бхагавана Сатья Саи Бабы.

Да, нам с вами, дорогой читатель, несказанно повезло. Мы являемся современниками Богочеловека, живущего на Земле, как и те, кто жил во времена Христа. И каждый, кто имеет возможность, может слетать в Индию и прикоснуться каждой своей клеточкой к Вечности!

Итак, материализация и дематериализация — реальные феномены! И хотя современная физика пока только теоретически обсуждает вопросы материализации, зато она вплотную подошла к изучению телепортации — мгновенного перемещения в пространстве.

О телепортации

Описывая легенды о Шамбале, Н. К. Рерих отмечал, что в районе входа в нее можно видеть людей, невесть откуда появляющихся на недоступных окружающих скалах и так же загадочно исчезающих. В этих случаях можно думать о способности загадочных людей к телепортации.

А что же имеет на этот счет наука?

Оказалось, что телепортацию ученые предсказали еще в 1935 году. В 1997 году это научное предвидение блестяще подтвердилось в эксперименте. Под руководством Антона Зайлинера в университете австрийского города Инсбрук была впервые осуществлена телепортация фотона. Позже ее повторили итальянцы, и вот недавно — американцы.

Физики теоретически предсказывали, что можно получить так называемые «связанные» фотоны — некие «влюбленные пары» электромагнитных частиц. Если эти пары разделить, то между половинками сохранится энергоинформационная связь, куда бы ни бросила их судьба — хоть на противоположные концы Вселенной (эйнштейновская нелокальность, которая объясняется торсионными полями). И когда круто меняются «жизненные обстоятельства» одного фотона, это мгновенно отражается на другом. Например, может «умереть» (дематериализоваться) половинка, вращающаяся вправо. «Левый» фотон тут же изменит направление своего вращения на противоположное, как бы заменив погибшего. По мнению ученых, это и есть элементарный акт телепортации.

И вот недавно с огромным трудом зарубежные исследователи получили небольшое количество «связанных» фотонов, разделили их на половинки и развели на некоторое расстояние друг от друга. Резко изменив параметры фотонов в одной группе, исследователи спровоцировали их «смерть». Но носители света исчезли не бесследно, они передали свое состояние фотонам другой группы.

А российские ученые под руководством академика П. П. Гаряева сделали это гораздо изящнее. У них не было денег, чтобы создавать грандиозные установки, в которых, к тому же, телепортация фотонов обнаруживается как очень слабый эффект. На своем лабораторном столе они построили некий инкубатор, где создали тепличные условия для возникновения связанных фотонов [60, с. 3]. Вот уж воистину голь на выдумки хитра! С помощью системы зеркал луч лазера нового типа многократно отражается, создавая сложные волны света. И в них непрерывно рождаются «связанные» фотоны, которые разделяются на «левых» и «правых» и направляются по разным каналам. Между этими фотонами и порожденными ими радиоволнами начинаются очень интересные взаимодействия.

Если на пути лазерного луча поместить, например, кювету с раствором женьшеня, то на луч наложится информация этого целебного растения. Под действием этой информации начинается массовый «падеж» фотонов. Но прежде чем дематериализоваться и воскреснуть в другом луче они (и это уже нечто новое) передадут в радиоэфир некие сообщения об условиях своей гибели, то есть волновые характеристики женьшеня. Эти слабые сигналы улавливает чувствительный радиоприемник и, усиливая их, дает возможность слушать «музыку» женьшеня.

Лазер работает на волне длиной меньше микрона, а радиоприемник настроен на километровые волны, которые излучаются при телепортации фотона. Следовательно, информация о женьшене передается из одной области спектра частот в другую, которые отличаются частотами в миллиарды раз. Такой гигантский скачок даже не снился предшественникам наших ученых. Так, профессору Раману дали Нобелевскую премию за то, что он перевел фотоны с одной частоты на другую на небольшом отрезке длин световых волн. А российские ученые ушли гораздо дальше: одним махом перелетели весь световой спектр и вознеслись в высокую область радиоволн. Они впервые обнаружили некую телепортацию второго рода: погибающие фотоны «воскресают» как радиоволны.

По мнению П. П. Гаряева, «это явление открывает перед наукой грандиозные перспективы. На его основе можно будет создавать светорадиоволновые копии любых материальных объектов и передавать их на огромное расстояние практически мгновенно». Такая возможность объясняется тем, что светорадиоволновые копии представляют собой информацию, записанную в торсионных полях, а физический вакуум позволяет передавать информацию мгновенно на любые расстояния и без затрат энергии.

Предсказания западных ученых распространяются только на элементарные частицы, в лучшем случае на атомы. А московские исследователи считают вполне реальной телепортацию предметов или даже живых существ. На своей установке они уже создали волновые копии небольших объектов. «В принципе, можно и человека „записать" светом, „разобрать" его на радиоволны и передать в таком виде куда угодно. А затем этот так называемый „радиопортрет" можно снова превратить в световой образ» [60, с. 4].

Итак, наука признает возможность телепортации предметов и людей и усиленно работает в этом направлении.

Но вернемся к Шамбале и Агарти. Умение телепортироваться помогает представителям этих подземных стран преодолевать любые преграды, а умение материализовывать все, что им необходимо, позволяет жить жизнью, независимой от наземных условий.

Как предполагают многие ученые и духовные деятели, Шамбала является незримым руководителем жизни Земли и ее обитателей, а Мулдашев убежден, что Шамбала также контролирует и Генофонд Человечества. Агарти же является центром техногенной подземной цивилизации лемурийцев.

Это предположение об Агарти подтверждается сведениями, которые опубликовал в своей книге «Пещеры древних» Л. Рампа [104, с. 123].

Много лет назад в результате камнепада на склонах гор в Тибете обнаружился вход в пещеру, которую тибетские монахи после посещения стали называть «Пещерой древних». В этой пещере вместе с группой лам побывал и Л. Рампа. В книге он подробно описывает огромное количество машин и механизмов, голографические картины, поразительное освещение пещеры, действующее многие тысячелетия. Когда монахи вышли из пещеры, то завалили вход камнями. Пещера снова исчезла для мира до тех пор, пока люди доброй воли и высокого интеллекта не придут туда снова.

Неоднократно предпринимались попытки людей проникнуть в тайны Шамбалы (об Агарти почти ничего не знали), для чего организовывались экспедиции в Гималаи. Были среди них и просто искатели приключений, но больше все же было истинных искателей Духа, паломников, надеющихся достигнуть Святой Обители и приобщиться к ней. Но у первых не было никаких шансов попасть в нее, ибо Шамбала умеет защитить себя от праздно любопытствующих: особенно настойчивые из них, пытающиеся пройти через невидимые, но непроницаемые стены, поставленные перед ними, оставались в горах навсегда. Среди вторых история сохранила имена лишь нескольких человек, которые своей праведной и устремленной жизнью заслужили право быть допущенными в эту Духовную Обитель. Например, такой чести удостоились Е. П. Блаватская, Чарльз Вебстер Ледбитер, а в нашем веке — Е. И. и Н. К. Рерихи как истинные подвижники Духа.

«Госпожа Блаватская заявляла, что она, живя на Тибете, общалась с Учителями в течение многих месяцев, усвоив от своего собственного Учителя Мории оккультное учение, которое давно жаждала познать, открыв его впоследствии миру в своих гигантских трудах „Разоблаченная Изида" и „Тайная Доктрина", а также через секцию для посвященных» [101, с. 10].

Шамбала — «полномочный представитель» Высшего Разума на Земле. Она не только изучает нашу цивилизацию, она страхует нас. Она является Ангелом-Хранителем нашей планеты, а ее представители незримо опекают каждого из нас в соответствии с законом кармы.

«Карма — это информационные связи в Тонком мире». Г. И. Шипов [108].

Но не нужно ехать в Гималаи, чтобы отыскать эту легендарную страну, Святую Обитель. У каждого из нас в Душе есть своя Шамбала, нужно только найти в себе путь, ведущий к ней, и упорно идти вперед.

ДОРОГА К ХРАМУ
(заключение)

Итак, наука признала существование Тонкого Мира, Сознания Вселенной, тонких тел человека, дала физическое объяснение человеческому сознанию, которое является частицей Сознания Вселенной, объяснила понятия Души, Духа и психической энергии.

Уникальные результаты, предсказанные теоретически, подтвержденные экспериментально и полученные практически в ходе трансгималайских экспедиций профессора Э. Р. Мулдашева, начисто отвергают все сомнения в бессмертии Души человека. Еще апостол Павел во Втором Послании к Коринфянам говорил [IV, 16]: «Посему мы не унываем; но если внешний наш человек тлеет, то внутренний со дня на день обновляется» и далее [V, 1 и 2]: «Ибо знаем, что когда земной наш дом, эта хижина, разрушится, мы имеем от Бога жилище на небесах, дом нерукотворный, вечный» [48, с. 221].

Дух идет на Землю! Зачем? Что ему нужно в этом плотном, тяжелом физическом мире?

На этот вопрос Анни Безант отвечает так [41, с. 10]: «Человек есть духовная сущность, облекающаяся в плоть для приобретения опыта в низших материальных мирах с целью овладеть ими и господствовать над ними, а в позднейшие времена и занять свое место в творческих и направляющих Иерархиях Вселенной».

Дух появляется в физическом мире через врата рождения, одевается в физическое тело, подобно тому, как человек одевает верхнюю одежду, когда выходит за порог своего дома. Когда физическое тело отслужит свою службу, тогда Дух сбросит жизненную оболочку, проходя через врата смерти, и вступит в Тонкий Мир.

Когда бесчисленные века тому назад наши Духи явились в этот мир, они не знали ни добра, ни зла, имели безграничные возможности развития, ибо они были божественного происхождения, но в ответ на все внешние стимулы они могли лишь слабо вибрировать. Все силы, покоившиеся в них в скрытом состоянии, должны были пробудиться для активного проявления благодаря переживаниям в физическом мире. Путем наслаждений и страданий, радостей и скорбей, путем чередующихся верных шагов и ошибок, успехов и падений, удач и разочарований Дух начинает распознавать законы, которые не могут быть нарушены, и развивает постепенно, одну за другой скрытые в нем способности к умственной и нравственной жизни.

После каждого короткого погружения в океан физической жизни человек возвращается в Тонкий Мир, погруженный собранным опытом. В этом Тонком Мире вся информация, собранная им в течение только что завершенной земной жизни, преобразуется в нравственные и умственные силы; причем стремления переходят в способность осуществления, уроки всех сделанных ошибок претворяются в осторожность и предвидение, пережитые страдания — в выдержку и терпение, совершенные ошибки и грехи — в отвращение от дурных поступков, а вся сумма опыта — в мудрость! Эдвард Карпентер верно подметил: «Все страдания, которые я перенес в одном теле, превратились в силы, которыми я обладал в другом» [41, с. 31].

Когда кончается усвоение всего собранного опыта, человек возвращается снова на Землю; он направляется в ту расу, в тот народ, в ту семью, которой предстоит дать ему новое фиизческое тело, построенное в соответствии с его прежними «заслугами» и будущими потребностями для наиболее полной реализации в раскрытии духовных сил.

И не случайно, дорогой читатель, мы с вами выбрали для данного воплощения Россию, да еще в трудные для нее времена!

Нам дана уникальная возможность получения такого опыта, который в любом другом месте пришлось бы приобретать, возможно, в течение тысячелетий. Да, трудно! Да, тяжело! Но мы и шли сюда, на Землю, именно для того, чтобы с честью и с любовью пройти этот трудный и тяжелый участок нашей эволюции! А не для того, чтобы, пылая злобой и ненавистью или источая равнодушие, скатиться вниз с трудного и крутого склона, не выполнив эволюционную задачу, возложенную на нас Высшим Разумом! Мы всегда должны помнить о том, что каждую секунду находимся под Его постоянным и пристальным наблюдением!

И не случайно все существующие на Земле религии пропагандируют Любовь как основу жизни и прогресса. Именно Добро и

Любовь — главное созидательное начало в жизни человека, потому что только через Добро и Любовь он может овладеть энергией Тонкого Мира.

Но любить себя бессмысленно, так как самолюбие — отрицательное качество. Нужно научиться любить и прощать людей, сострадать им, дарить им тепло своей Души!

Иисус Христос в Нагорной Проповеди говорит (41, с. 5, Новый Завет): «Любите врагов ваших, благославляйте проклинающих вас, благотворите ненавидящим вас и молитесь за обижающих вас и гонящих вас, да будете сынами Отца вашего Небесного». Путь к Богу ведет через Любовь и Добро!

Именно для обучения Любви и Добру человек еще и еще раз идет на Землю. Очень важно понять это каждому, важно осознать путь своего эволюционного развития, увидеть свою конечную цель.

«Если бы мы могли мысленно встать на такое место, с которого можно было бы обозреть течение всей эволюции развивающегося человечества, можно было бы увидеть следующую картину.

Мы бы увидели в пространстве возвышающуюся большую гору, а кругом этой горы до самой вершины вьющуюся тропу. Эта тропа многократно огибает гору, и на каждом повороте тропы привал, где путники могут отдохнуть от усталости. Дорога поднимается спирально все выше и выше, до самой вершины, где стоит Храм из белого мрамора: он ярко сверкает на фоне голубого эфира. Этот Храм — цель пути, и те, кто вошли в него, закончили свое горное странствие и остаются там лишь для того, чтобы помочь тем, кто еще поднимается.

По горной дороге шаг за шагом, медленно поднимается человеческая толпа, так медленно, что движение ее едва заметно. Это веками совершающееся движение кажется таким медленным, утомительным и тяжелым, что удивляешься терпению и мужеству странников. Миллионы лет проходят в пути, миллионы лет странник неустанно поднимается в гору, и в течение этих веков путник переживает бесконечное число жизней и продолжает шаг за шагом двигаться вверх.

Глядя на них, невольно думаешь, что они оттого идут так медленно, что не видят своей цели и не сознают направления, по которому двигаются... Томительно смотреть на это страшно медленное шествие людей, и невольно спрашиваешь себя: "Почему же они не поднимают глаз и не пытаются понять направление, по которому им надо идти?"

А между тем к Храму ведет не одна только спиральная дорога; из многих ее точек поднимаются тропинки, ведущие прямо вверх, по которым сильные и мужественные путники могут подняться, если у них хватит смелости и силы. Первый шаг по прямому пути к Храму путник делает тогда, когда его душа, миллионы лет стихийно поднимавшаяся по спиральной дороге, понимает, что его путь имеет цель: он впервые поднимает глаза и на мгновение видит вершину, озаренную светлыми лучами, исходящими от белого Храма. После этого молниеносного откровения он больше никогда уже не останется тем, чем был: он видел цель и конец пути.

На мгновение только сверкнул перед душой яркий луч света.., но раз душа уже видела свет, раз она уже была озарена сознанием конечной цели, то в ней навсегда останется стремление ступить на крутую тропу и найти прямой путь к Храму.

Те, кто хоть на одно мгновение осознал цель и смысл жизни, начинают подниматься с большей уверенностью; они идут в первых рядах и как бы ведут за собой остальную толпу странников. Они идут скорее, потому что видят цель впереди, знают направление и пытаются осмыслить свою жизнь. Они начинают воспитывать себя и пытаются помочь товарищам, простирая им руки помощи и увлекая их быстрее вперед» [41, с. 122].

Не сочти нас нескромными, дорогой читатель, но именно это является целью нашей книги. Мы искренне хотим помочь всем ищущим увидеть этот Храм, сверкающий в голубом Эфире, понять цель своего пути и, может быть, даже найти свою тропинку, ведущую прямо вверх!

С Богом!

ЛИТЕРАТУРА

1. *Толкачев П. С.* О духовных причинах всемирного экологического кризиса // Сознание и физическая реальность. 1999. Т. 4. № 1. С. 2–9.
2. *Маринов В.* Три вопроса о религии // Наука и религия. 1989. № 7. С. 18–19.
3. *Дульнев Г. Н.* От Ньютона и термодинамики к биоэнергоинформатике // Сознание и физическая реальность. 1996. Т. 1. № 1–2. С. 93–97.
4. *Кулаков Ю. И.* Синтез науки и религии // Сознание и физическая реальность. 1997. Т. 2. № 2. С. 1–14.
5. *Ганичев В.* Когда встречаются вера и знания // Чудеса и приключения. 1998. № 10. С. 6–10.
6. *Сорокин Питирим.* История не ждет, она ставит ультиматум // Наука и жизнь. 1989. № 10. С. 54–55.
7. *Моисеев Н. Н.* Философия выживания // Терминатор. 1997. № 2. С. 18–20.
8. *Романов А.* Бесконечность поиска истины // Наука и религия. 1988. № 9. С. 4–6.
9. *Волченко В. Н.* Принятие Творца современной наукой // Сознание и физическая реальность. 1997. Т. 2. № 1. С. 1–7.
10. *Акимов А. Е.* Торсионные поля Тонкого Мира // Терминатор. 1996. № 1–2. С. 10–13.
11. *Акимов А. Е.* Физика признает Сверхразум // Чудеса и приключения. 1996. № 5. С. 24–27.
12. *Казютинский В. В.* Проблема начала мира в науке, теологии и философии // Земля и Вселенная. 1992. № 4. С. 39–43.
13. *Отчет* о конференции «Наука на пороге XXI века — новые парадигмы» // Сознание и физическая реальность. 1996. Т. 1. № 1–2. С. 116–118.

14. *Акимов А. Е., Шипов Г. И.* Сознание, физика торсионных полей и торсионные технологии // Сознание и физическая реальность. 1996. Т. 1. № 1–2. С. 66–72.
15. *Акимов А. Е.* Пятое фундаментальное взаимодействие // Терминатор. 1994. № 2–3. С. 21–23.
16. *Акимов А. Е.* Эвристическое обсуждение проблемы поиска новых дальнодействий. EGS — концепции // Сознание и физический мир. Вып. 1. М.: Агентство «Яхтсмен», 1995. С. 36–84.
17. *Акимов А. Е.* Создание торсионных технологий исключает Апокалипсис // Чудеса и приключения. 1998. № 7. С. 11.
18. Физический энциклопедический словарь. М.: Сов. энциклоп., 1984. — 944 с.
19. *Чумаченко Н. В.* О новом этапе развития теоретической физики. По материалам IV международной конференции 16–21 сентября 1996 года. СПб.: «Политехника», 1997. С. 322–325.
20. *Брусин Л. Д., Брусин С. Д.* Иллюзия Эйнштейна и реальность Ньютона. 2-е изд. М., 1993. — 88 с.
21. *Стрелков В.* Новая реальность — эфирная Вселенная // Чудеса и приключения. 1998. № 7. С. 26–28.
22. *Каленикин С.* Космический навигатор // Наука и религия. 1998. № 5. С. 26–29.
23. *Дульнев Г. Н.* Возможность Тонкого Мира // Терминатор. 1996. № 5/6. С. 67–70.
24. *Акимов А. Е., Бинги В. Н.* О физике и психофизике // Сознание и физический мир. Вып. 1. М.: Агентство «Яхтсмен», 1995. С. 105–125.
25. *Шипов Г. И.* Явления психофизики и теория физического вакуума // Сознание и физический мир. Вып. 1. М.: Агентство «Яхтсмен», 1995. С. 86–103.
26. *Шипов Г. И.* Теория физического вакуума. М.: МНТЦ ВЕНТ, 1992. Ч. 1. Препринт № 30. — 63 с.; Ч. 2. Препринт № 31. — 66 с.; Ч. 3. Препринт № 32. — 72 с.
27. *Краткий* словарь иностранных слов. М.: Сов. энциклоп., 1968. — 384 с.
28. *Мизун Ю. Г., Мизун Ю. В.* Бог, душа, бессмертие. Мурманск: «Север», 1992. — 331 с.
29. *Плыкин В. Д.* В начале было слово или след на воде. Ижевск: Изд-во Удмуртского ун-та, 1995. — 41 с.
30. *Волченко В. Н.* Духовная экоэтика в мире сознания и в Интернете // Сознание и физическая реальность. 1997. Т. 2. № 4. С. 1–14.

31. *Акимов А. Е., Шипов Г. И.* Торсионные поля и их экспериментальные проявления // Сознание и физическая реальность. 1996. Т. 1. № 3. С. 28–43.
32. *Мулдашев Э. Р.* От кого мы произошли? М.: «Пресс ЛТД», 1999. — 440 с.
33. *Акимов А. Е., Тарасенко В. Я.* Модели поляризационных состояний физического вакуума и торсионные поля. EGS-концепции. М.: МНТЦ ВЕНТ, препринт № 7, 1991. — 31 с.
34. *Кондаков Н. И.* Логический словарь-справочник. М.: «Наука», 1976. — 717 с.
35. *Силин А. А.* На пути от знания естества к его творению // Сознание и физическая реальность. 1998. Т. 3. № 3. С. 3–14.
36. *Гуннер Фредериксон.* Сознание, которое творит мир? // Новый мировой импульс. 1996. № 1. С. 12–14.
37. *Лобсанг Рампа.* Третий глаз // Восток и Запад о жизни после смерти. СПб.: Лениздат, 1993. С. 5–190.
38. *Шигарева Ю.* Выживут ли ученые в «Долине Смерти»? // АиФ. 1999. № 41.
39. *Сообщение* о международной конференции «Реальность Тонкого Мира», 9–10 сентября 1994 г. в СПб. // Терминатор. 1995. № 1. С. 48–50.
40. *Ярцев В. В.* Свойство человека объединять энергией и информацией клетки своего физического тела // Сознание и физическая реальность. 1998. Т. 3. № 4. С. 52–58.
41. *Анни Безант.* Загадки жизни, и как теософия отвечает на них. М.: «Интерграф Сервис», 1994. — 270 с.
42. *Энтони Мертон.* Введение в теософию. Тонкие планы. М.: «Велигор», 1998. — 225 с.
43. *Мулдашев Э. Р.* Где истоки человечества? // АиФ. 1998. № 23.
44. *Куковякин В.* Кто из нас зомби? // На грани невозможного. 1995. № 5. С. 6.
45. *Лесков С.* Душа расшифрована // Известия. 1997. 26 февраля.
46. *Бороздин Э. К., Мартынова А. Ю.* О свойствах Живого // Сознание и физическая реальность. 1997. Т. 2. № 4. С. 53–63.
47. *Клизовский А. И.* Основы миропонимания новой эпохи. Минск: МОГА Н — ВИДА Н, 1985. — 810 с.
48. *Библия.* Книги священного писания Ветхого и Нового Завета. Канонические. Библейские общества, 1993.
49. *Успенский П. Д.* Новая модель Вселенной / Пер. с англ. СПб.: Изд-во Чернышова, 1993. — 560 с.
50. *Поликарпов В. С.* Феномен «Жизнь после смерти». Ростов н/Д: «Феникс», 1995. — 576 с.

51. *Советский* энциклопедический словарь. М.: Сов. энциклоп., 1981. — 1600 с.
52. *Артур Форд.* Жизнь после смерти... // Восток и Запад о жизни после смерти. — СПб.: Лениздат, 1993. — 475 с.
53. *Лобсанг Рампа.* История Рампы (Скитания Разума) / Пер. с англ. Киев: «София», Ltd., 1994. — 320 с.
54. *Дмитриев Е.* Невероятное происшествие на космической станции «Салют-7» // Невероятное, любопытное, очевидное. 1998. № 9. С. 6.
55. *Кандыба В. Н.* История русской империи. СПб.: Эфко, 1997. — 512 с.
56. *Васильев Л.* Путешествие в иной мир // АиФ. 1996. № 8.
57. *Перфильева Н. А.* Человечество на пути к новой информационно-космической цивилизации // Полигнозис. 1998. № 1. С. 139–145.
58. *Панов В. Ф., Тестов Б. В., Клюев А. В.* Влияние торсионного поля на лабораторных мышей // Сознание и физическая реальность. 1998. Т. 3. № 4. С. 48–50.
59. *Рубрика* «В научных лабораториях». Курица или утка // Наука и религия. 1990. № 1. С. 42.
60. *Дмитрук М.* Телепортация «При дверех есть» // Чудеса и приключения. 1999. № 3. С. 2–4.
61. *Фальков А.* В полет без крыльев // Чудеса и приключения. 1999. № 1. С. 9–10.
62. *Мельников Л.* Разум: конец эволюции // Чудеса и приключения. 1995. № 7. С. 15–19.
63. *Лунин Е. В.* Великие пророки о будущем России. М.: «Аквариум ЛТД», 1999. — 384 с.
64. *Васильев П.* Пересадка души // АиФ. 1996. № 44.
65. *Гришин С. В.* Фундаментальная физика и мировоззрение Востока: к проблеме соотношения // Сознание и физическая реальность. 1997. Т. 2. № 1. С. 8–18.
66. *Чудеса* и приключения // Невероятное, любопытное, очевидное. 1998. № 17. С. 11.
67. *Блаватская Е. П.* Ключ к теософии. М.: «Сфера» РТО, 1993. — 320 с.
68. *Баранова Т.* «Планета-2000» // Невероятное, любопытное, очевидное. 1997. № 3. С. 2– 3.
69. *Подольный Р. Г.* Нечто по имени Ничто. Жизнь замечательных идей. М.: Знание, 1983. — 191 с.
70. *Яворский Б. М., Детлаф А. А.* Справочник по физике. 2-е изд., перераб. М.: Наука, 1985. — 512 с.

71. *Барни А.* Торсионный Бог // На грани невозможного. 1999. № 15. С. 4–5.
72. *Рубрика*: на семи ветрах. Что ни говори, а молитвы помогают // Чудеса и приключения. 1998. № 10. С. 57.
73. *Мулдашев Э. Р.* Почему йоги живут сотни лет // АиФ. 1999. № 1.
74. *Велихов Е. П.* Без бомбы мы были бы второстепенной державой // АиФ. 1999. № 35.
75. *Вуль А. С.* Почему бывает то, чего не может быть (Основы эниологии: Кн. 2. М.:Росткнига, 1998. — 192 с.
76. *Дигениус Ван Руллер.* Логическая случайность / Пер. с нем. М.: Прогресс; Литера, 1995. — 256 с.
77. *Лайэлл Уотсон.* Ошибка Ромео // Жизнь земная и последующая. М.: Политиздат, 1991. — 413 с.
78. *Джеффри Мишлав.* Корни Сознания. Киев: «София», 1995. — 413 с.
79. *Вейник А. И.* Термодинамика. 3-е изд-е, перераб. и доп. Минск: Высш. школа, 1968. — 464 с.
80. *Шипов Г. И.* Квантовая механика, о которой мечтал Эйнштейн, следует из теории физического вакуума. Препринт № 20. М.: МНТЦ ВЕНТ, 1992. — 64 с.
81. *Акимов А. Е., Шипов Г. И.* В миллиард раз быстрее света // Терминатор. 1997. № 4. С. 7.
82. *Акимов А. Е., Шипов Г. И.* В миллиард раз быстрее света // Терминатор. 1997. № 7–8. С. 22.
83. *Гришин С. В.* Фундаментальная физика и мировоззрение Востока: к проблеме соотношения // Сознание и физическая реальность. 1997. Т. 2. № 2. С. 15–27.
84. *Акимов А. Е., Бойчук В. В., Тарасенко В. Я.* Дальнодействующие спинорные поля. Физические модели. Препринт № 4, АН УССР. Киев: Ин-т проблем металловедения, 1989. С. 23.
85. *Акимов А. Е., Бинги В. Н.* Компьютеры, мозг и Вселенная как физическая проблема // Сознание и физический мир. Вып. 1. М.: Агентство «Яхтсмен», 1995. С. 127–136.
86. *Акимов А. Е., Тарасенко В. Я, Шипов Г. И.* Торсионные поля как космофизический фактор. Биофизика РАН. Т. 40. Вып. 4. М.: Наука, 1995. С. 938–943.
87. *Сахаров А. Д.* Вакуумные квантовые флуктуации в искривленном пространстве и теория гравитации. Доклады АН СССР, Т. 177. № 1. 1967. С. 70–71.

88. *Дубров А. П.* Биогравитация, биовакуум, биополе и резонансно-полевой тип взаимодействия как фундаментальные основы парапсихологических явлений // Парапсихология и психофизика. 1993. № 2. С. 15–23.
89. *Живлюк Ю. Н., Виноградов Е. С., Холмов В. С.* Комплексное исследование ложки, подвергнутой воздействию феномена Ури Геллера // Парапсихология и психофизика. 1993. № 4. С. 57–63.
90. *Дульнев Г. Н.* Информация — фундаментальная сущность природы // 1996. Терминатор. № 1. С. 64–66.
91. *Азроянц Э. А.* Архитектура внутреннего мира человека. М.: Полигнозис № 1, 1998. — С. 59–72.
92. *Яницкий И. Н.* Физика и религия. М.: Изд-во Русск. Физич. Общ-ва «Общественная польза», 1995. — 65 с.
93. *Мейсон Пегги и Ленг Рон.* Сатья Саи Баба. Воплощение любви. СПб.: Общ-во ведической культуры, 1993. — 346 с.
94. *Роберт А. Уилсон.* Квантовая психология / Пер. с англ. под ред. Я. Невстуева. Киев: «Янус», 1999, — 224 с.
95. *Шредингер Э.* Что такое жизнь с точки зрения физики? Лекции, прочитанные в Тринити-колледже в Дублине в феврале 1943 года / Пер. с англ. А. А. Малиновского. — М.: Иностр. лит-ра, 1947. — 146 с.
96. *Роберт А. Уилсон.* Психология эволюции / Пер. с англ. под ред. Я. Невструева. Киев: «Янус», 1998. — 304 с.
97. *Лисов Г.* Реальность Тонкого Мира // Терминатор. 1995. № 4/5. С 3–6.
98. *Луиза Хей.* Целительные силы внутри нас / Пер. с англ. Н.Литвиновой. М.: ОЛМА-ПРЕСС, 1997. — 238 с.
99. *Каптен Ю. Л.* Исцеление через медитацию. СПб.: Изд-во Общ-во духовной и психич. культуры, 1994. — 176 с.
100. *Казначеев В. П.* Живые лучи и живое поле // Чудеса и приключения. 1996. № 5. С. 6–9.
101. *Латьен М.* Жизнь и смерть Кришнамурти / Пер. с англ. — М.: «КПК ЛТД», 1993. — 178 с.
102. *Казначеев В. П.* Феномен человека: космические и земные истоки. Новосибирск: Книжн. изд-во, 1991. — 128 с.
103. *Фомин Ю. А.* Что век грядущий нам готовит? // Терминатор. 1997. № 7–8. С. 6–7.
104. *Лобсанг Рампа.* Пещеры древних / Пер. с англ. Киев: «София», Ltd., 1994. — 320 с.
105. *Ливанова А.* Три судьбы постижения мира. Жизнь замечательных идей. М.: Знание, 1969. — 352 с.

106. *Рене Уэбер.* Тонкая материя и плотная материя. Диалог его святейшества Далай-Ламы, физика Девида Бома и Рене Уэбер // Наука и религия. 1989. № 10. С. 20–21.
107. *Дмитрук М.* Фантом смерти // Чудеса и приключения. 1997. № 3. С. 6–8.
108. *Акимов А. Е., Шипов Г. И., Екшибаров В. А., Гаряев П. П.* Вскоре пройдут испытания летающей тарелки // Газета «Чистый мир». 1996. № 4.
109. *Акимов А. Е., Московский А. В.* Квантовая нелокальность и торсионные поля. — Препринт № 19. М.: МНТЦ ВЕНТ, 1992. — 23 с.
110. *Шипов Г. И.* Об использовании вакуумных полей кручения для перемещения механической системы. Препринт № 8. М.: МНТЦ ВЕНТ, 1991. — 50 с.
111. *Шипов Г. И.* Геометрия абсолютного параллелизма. Ч. 1. Препринт № 14. М.: МНТЦ ВЕНТ, 1992. — 62 с.
112. *Шипов Г. И.* Преодоление кулоновского барьера за счет торсионных эффектов. Препринт № 61. М.: МНТЦ ВЕНТ, 1995. — 14 с.
113. *Швебе Г. И.* Холистическая научно-эзотерическая картина мироздания // Сознание и физическая реальность. 1998. Т. 3. № 5. С. 3–14.
114. *Волченко В. Н.* Информационная модель сознания в номогенезе: философский, естественно-научный и социально-психологический аспекты // Сознание и физическая реальность. 1999. Т. 4. № 1. С. 19–27.
115. *Акимов А. Е.* Отражение духовной роли России в развитии земной цивилизации. Доклад на международной общественно-научной конференции «Духовный образ России в философско-художественном наследии Н. К. и Е. И. Рерих». М., 1996.
116. *Шипов Г. И.* Теоретические основы новых принципов движения. Препринт № 63. М.: МНТЦ ВЕНТ, 1995. — 63 с.
117. *Шипов Г. И.* Теория Физического вакуума. Новая парадигма. М.: НТ-Центр, 1993. — 362 с.
118. *Каструбин Э. М.* Трансовые состояния и «поле смысла». М.: «КСП», 1995. — 288 с.
119. *Бороздин Э. К.* К вопросу о сущности сознания // Сознание и физическая реальность. 1999. Т. 4. № 2. С. 16–21.
120. *Бобров А. В.* Полевая концепция механизма сознания // Сознание и физическая реальность. 1999. Т. 4. № 3. С. 47–59.

121. *Акимов А. Е., Бинги В. Н.* Свойства сложных физических решеток и пространственных структур торсионных полей // Сознание и физическая реальность. 1998. Т. 3. № 3. С. 24–32.
122. *Силин А. А.* Информация как фундаментальная сущность бытия. Препринт № 24. М.: МНТЦ ВЕНТ, 1992. — 18 с.
123. *Лобсанг Рампа.* Доктор из Лхасы / Пер. с англ. Киев: «София» Ltd., 1994. — 320 с.
124. *Волков И. П.* Телопсихика человека. Синтез научных, философских и религиозных знаний. СПб.: «Вестник БПА», 1999. — 144 с.
125. *Васильев В. Д.* Сквозь узкую щель между жизнью и смертью // Чудеса и приключения. 1993. № 8. С. 10–13.
126. *Юрьев В. Н.* В тонких мирах. Д.: «Сталкер», 1998. — 352 с.
127. *Жданов Б.* Нетвердым шагом к мировому потопу // На грани невозможного. 1999. № 19.
128. *Макс Гендель.* Космогоническая концепция. СПб.: АО «Комплект», 1994. — 390 с.
129. *Каленикин С.* Мы как часть высшей реальности // Наука и религия. 1999. № 8. С. 2–7.
130. *Бриль В. Я.* Кинетическая теория гравитации и основы единой теории материи. — СПб.: Наука, 1995. — 436 с.
131. *Родштат И. В.* Клиническая физиология некоторых оккультных представлений // Парапсихология и психофизика. 1997. № 2. С. 3–13.
132. *Монро Р.* Путешествие вне тела. Киев: «София», 1999. — 320 с.
133. *Симонова М.* Создан прибор будущего // Газета «Турбостроитель». 1993. № 41.

www.ingramcontent.com/pod-product-compliance
Lightning Source LLC
Chambersburg PA
CBHW072129160426
43197CB00012B/2048